Brainfitness

Das vorliegende Buch wurde sorgfältig erarbeitet. Dennoch erfolgen alle Angaben ohne Gewähr. Weder die Autoren noch der Verlag können für eventuelle Nachteile oder Schäden, die aus den im Buch vorgestellten Informationen resultieren, Haftung übernehmen.

Wo Sport Spaß macht

Bettina M. Jasper

Brainfitness
Denken und Bewegen

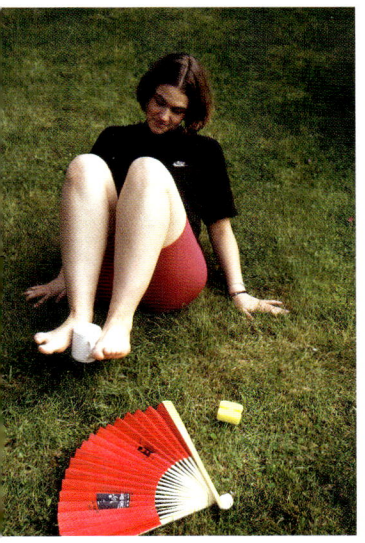

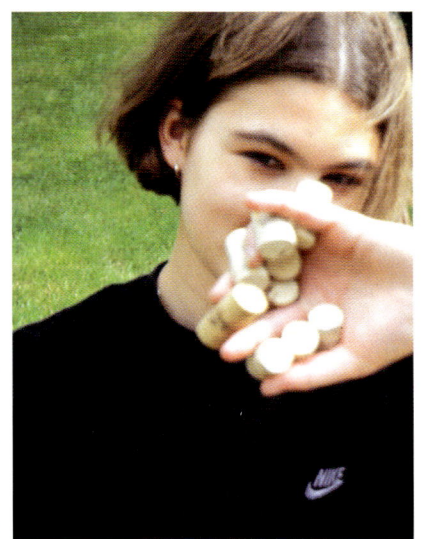

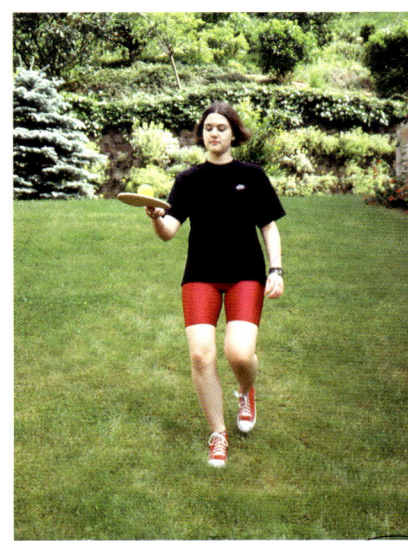

Meyer & Meyer Verlag

Papier aus nachweislich umweltverträglicher Forstwirtschaft.
Garantiert nicht aus abgeholzten Urwäldern!

Brainfitness

Bibliografische Information der Deutschen Nationalbibliothek
Die Deutsche Nationalbibliothek verzeichnet diese Publikation in der Deutschen
Nationalbibliografie; detaillierte bibliografische Details sind im Internet über
<http://dnb.d-nb.de> abrufbar.

Alle Rechte, insbesondere das Recht der Vervielfältigung und Verbreitung sowie das Recht der Übersetzung, vorbehalten. Kein Teil des Werkes darf in irgendeiner Form – durch Fotokopie, Mikrofilm oder ein anderes Verfahren – ohne schriftliche Genehmigung des Verlages reproduziert oder unter Verwendung elektronischer Systeme verarbeitet, gespeichert, vervielfältigt oder verbreitet werden.

© 1998 by Meyer & Meyer Verlag, Aachen
2. überarbeitete Auflage 2008
Adelaide, Auckland, Budapest, Cape Town, Graz, Indianapolis,
Maidenhead, New York, Olten (CH), Singapore, Toronto
Member of the World
Sport Publishers' Association (WSPA)

Druck und Bindung: B.O.S.S Druck und Medien GmbH
ISBN 978-3-89899-418-7
www.dersportverlag.de
E-Mail: verlag@m-m-sports.com

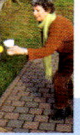

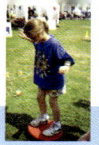

Inhalt

Vorwort 7

1 **Brainfitness: Denken und Bewegen –
ein Thema für den Sport** 10

2 **Gehirntraining – warum und für wen?** 13
2.1 Die Informationsflut 13
2.2 Geistiges Training im Alltag 15
2.3 Geistige Leistungsfähigkeit und Lebensalter 17
2.4 Neurogenese: Aktivität bringt neue Gehirnzellen 20

3 **Gehirntraining und Bewegung** 22
3.1 Auswirkungen körperlichen Trainings auf
geistige Leistungsfähigkeit 23
3.2 Bewegen und Denken in Kombination 28
3.3 Soziale Kontakte und ihre Zusammenhänge mit
geistiger und körperlicher Fitness .32

4 **Das Gehirn** 33
4.1 Die menschliche Schaltzentrale 34
4.2 Linke und rechte Gehirnhälfte 35
4.3 Zahlen und Fakten 40

5 **Was muss trainiert werden?** 41
5.1 Kristallisierte und flüssige Intelligenz 42
5.2 Die Informationsverarbeitung 43
5.3 Trainingsansätze und -methoden .44

6 **Grundfunktionen des Gehirns** 49
6.1 Informations-Verarbeitungs-Geschwindigkeit 50
6.2 Merkspanne 53
6.3 Basis-Lern-Geschwindigkeit 56
6.4 Gedächtniskapazität und Durchhalteleistung 58
6.5 Kombinierte Aufgaben und Aufbautraining 58

BRAINFITNESS

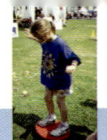

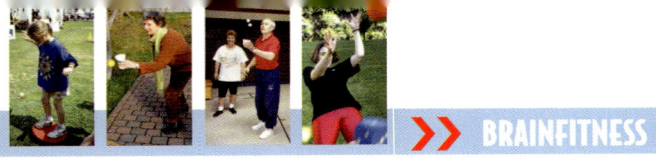

7	**Gehirntraining in der sportpraktischen Übungsstunde**	60
7.1	Grundsätzliches	.61
7.2	Übungs- und Spielbeispiele	.62

8	**Der Brainfitness Circuit –**	
	Denken und Bewegen an 1 + 10 Stationen	107
8.1	Idee und Zusammenstellung	.108
8.2	Die Stationen	.112

9	**DAS „VIELSPIEL" – geistige Fitness mit Karten,**	
	Würfeln, Fantasie und Bewegung	118
9.1	Das Spiel als Grundlage für gezieltes Training	.119
9.2	Die Spielkarten und ihre Anpassung an den Sportbetrieb	.122
9.3	Bewegtes „Vielspiel"	.123

10	**Gehirntraining im Verein**	140
10.1	Wieder ein neues Angebot im Sport?	.140
10.2	Organisations- und Angebotsformen für Gehirntraining/	
	Hirnleistungstraining	.141
10.3	Voraussetzungen und Qualifikation	.143

Anhang 145
- Plakat: „Zahlen durchstreichen" 145
- Plakat: „Linien-Gewirr" 146
- Plakat: „Geräusche-Orchester" 147
- Laufzettel: Brainfitness Circuit 148
- Bildtafel mit 20 Motiven 149
- Übungsblatt: Buchstabenquadrat 150
- Übungsblatt: Zahlenmuster streichen 151
- Übungsblatt: Buchstabensalat SPORTARTEN 152
- Text mit Schreibfehlern: Die Hunde; Eugen Roth 153
- Übungsblatt: „Schachbrett-Muster" 154
- Übungsblatt: Passende Silbenzahl 155
- Übungsblatt: Spielkartenfelder 156

Literatur und Adressen 157
1. Literatur 157
2. Adressen 159
   - Bildnachweis 168

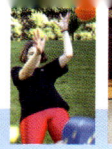

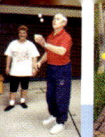

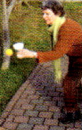

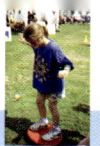

Vorwort

Das vorliegende Buch richtet sich in erster Linie an Übungsleiterinnen und Übungsleiter sowie Sportlehrkräfte mit Gruppen Erwachsener. Wer in Schule oder Verein mit Kindern oder Jugendlichen trainiert, kann gleichfalls eine Vielzahl der Übungs- und Spielbeispiele in die eigene Unterrichtspraxis einbringen, sollte jedoch zum Teil modifizierte Formen wählen. Gehirntrainerinnen und -trainer mit Kursen oder festen Gruppen finden Anregungen, um geistiges Training durch Einsatz von Bewegung oder kombinierten Denk- und Bewegungsaufgaben in ihren Stunden zu bereichern.

Die Praxisbeispiele wurden bewusst mit einer Vielzahl von Vorschlägen für Variationen angereichert. Damit soll einerseits zur eigenen Kreativität angeregt und der Mut zur Veränderung gefördert werden. Andererseits dienen die Veränderungsformen eines Übungsbeispiels dazu, es an Gruppen mit verschiedenen Leistungsniveaus und Aktive aller Generationen anpassen zu können.

Variationen beim Einsatz von Geräten, das Einbauen oder Weglassen von Hindernissen, die Veränderung des Tempos, die Einengung oder Ausweitung des Bewegungsraums usw. bieten großen Spielraum in der Gestaltung des Schwierigkeitsgrads einzelner Aufgaben und Übungen.

Das Aufzeigen vieler Variationen eröffnet außerdem die Möglichkeit zur Anpassung an verschiedenartige räumliche Verhältnisse. Ähnliche Übungen können so zum Teil mit viel Bewegungsraum in der Halle oder im Freien ausgeführt werden, lassen sich aber in veränderter Form bei beengten Raumverhältnissen am Platz, in Sitzungs- und Seminarräumen umsetzen.

Die vorgestellten Beispiele basieren auf jahrelanger Erfahrung in Turnen und Sport auf der einen Seite und im Hirnleistungstraining auf der anderen Seite. Die Tätigkeit der Autorin in beiden Arbeitsfeldern führte schließlich dazu, beides immer mehr miteinander zu verbinden. Danken möchte ich an dieser Stelle dem Deutschen Turner-Bund und dem Deutschen Olympischen Sportbund, die mich immer wieder und immer intensiver Veranstaltungen sowie Aus- und Fortbildungsangebote nutzen lassen, um das Gehirntraining vorzustellen, Interesse am Thema zu wecken und Kombinationen von Denken und Bewegen zu erproben und zu entwickeln. So ist dieser Themenkomplex heute aus der Arbeit von Vereinen und Verbänden im Sport kaum noch wegzudenken, und entwickelt sich im Gegenteil stetig weiter. Es hat sich bereits heute ein Kreis von Personen herausgebildet mit Qualifikationen in beiden Bereichen.

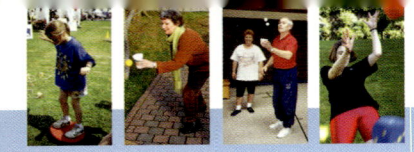

Für das Überlassen einer Abbildung des „Handmännchens" danke ich dem „Museum Kulturgeschichte der Hand", Wolnzach, Bayern.

Bettina M. Jasper

1

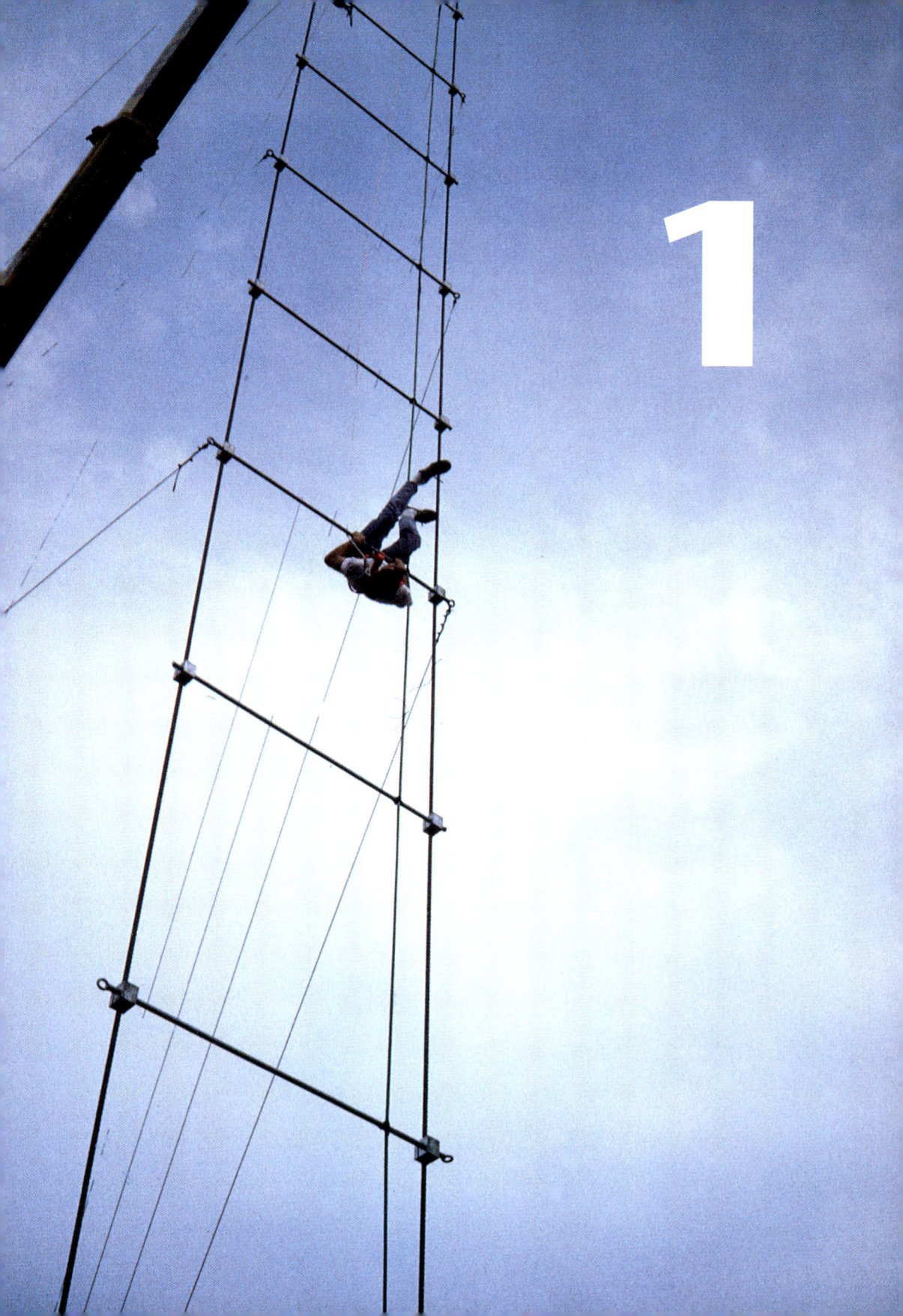

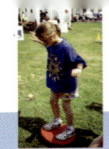

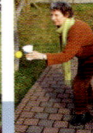

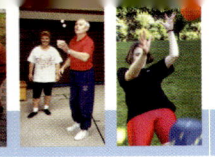

1 Brainfitness: Denken und Bewegen – ein Thema für den Sport

In unserer leistungsbezogenen Gesellschaft ist geistige Fitness ein aktuelles Thema für alle Generationen. Die Anforderungen in Ausbildung und Beruf sind enorm. Wir müssen flexibel bleiben, uns fortbilden, womöglich mehrfach im Leben umschulen und ständig dazulernen. Schnelle Auffassungsgabe ist ebenso gefragt wie ständiges Umdenken und Anpassen an immer neue Situationen.

Außerdem werden die Menschen immer älter und möchten sich hohe Lebensqualität lange erhalten. Dazu ist ein gewisses Maß an Kompetenz und Selbstständigkeit unerlässlich. Einbußen bei der Denk- und Merkfähigkeit will sich niemand leisten, möchte doch jeder die eigene Person betreffende Entscheidungen ein Leben lang selbst treffen können.

Dennoch ist die Anzahl derer, die – vor allem im fortgeschrittenen Alter - von Hirnfunktionsstörungen im Zusammenhang mit verschiedensten Krankheitsbildern betroffen sind, steigend. Die Angst vor der Alzheimerschen Krankheit und anderen demenziellen Erkrankungen wird größer. Medien und Werbung tun ein Übriges. Eine Vielzahl von Publikationen beschäftigt sich mit dem Gehirn, und zahlreiche Pharmafirmen werben für Produkte, die die Hirndurchblutung steigern und Denk-, Merk- und Konzentrationsfähigkeit erhöhen sollen.

Das allgemeine Gesundheitsbewusstsein dehnt sich immer mehr auch auf das Gehirn aus, bezieht außer körperlichen auch geistige Aspekte mit ein.

Eine gut funktionierende Hirndurchblutung ist unerlässlich für geistige Fitness. Durchblutung lässt sich nicht nur mit Medikamenten beeinflussen, sondern vor allem durch Bewegung. Geistige Leistungsfähigkeit wird höher, wenn das Denken von Bewegung begleitet ist. Schon ein Spaziergang führt zu einer Mehrdurchblutung von ca. 14 %.

Bewegen und Denken sind - heute auch wissenschaftlich nachgewiesen – so untrennbar miteinander verbunden, dass der Sport dieses Thema immer mehr aufgreift. Gleichzeitig gibt es eine Vielzahl von Forschungsprojekten über Zusammenhänge zwischen Lernen und Bewegen. Schlagzeilen wie „Sport macht schlau" tauchen heute regelmäßig in der Tagespresse auf und bringen die Bedeutung des Sports für geistige Leistungsfähigkeit ins allgemeine Bewusstsein, insbesondere in der Schule.

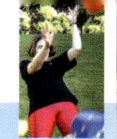

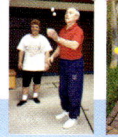

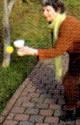

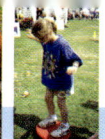

Neue Aus- und Fortbildungsangebote mit mehr Bewegung für leichteres Lernen und erfolgreiches Behalten werden permanent entwickelt. Kooperationen von Trägern mit Schwerpunkt im Sport einerseits und in Medizin und Informationspsychologie andererseits entstehen. Es ist eindeutig, dass bereits jetzt in den Übungsstunden von Vereinen und anderen Sportanbietern viel Gutes für das Gehirn getan wird. Oft ist uns dies jedoch nicht bewusst.

In diesem Buch werden daher neben theoretischen Grundlagen, u. a. zu Aufbau und Funktion des Gehirns, zahlreiche Übungsbeispiele aufgeführt, die in die Übungsstunden aufgenommen und dort bewusst zum Training des Gehirns eingesetzt werden können. Dabei handelt es sich zum Teil um bekannte Spiel- und Bewegungsformen. Einige davon wurden im Sinn eines effektiven Gehirntrainings leicht verändert und mit Variationen angereichert.

Nicht nur in der Sportstunde, sondern ebenso im Vereinsalltag, in Sitzungen, bei geselligen Treffen oder bei Fahrten und Freizeiten, lassen sich durch Übungen zur besseren Hirndurchblutung, zur Förderung der Wachheit und Aufnahmefähigkeit etc. aktive Pausen einlegen, die außerdem viel Spaß bringen. Wenn sich dadurch gleichzeitig die Aufmerksamkeit erhöht, die Kreativität steigert und viele neue Ideen entstehen, ist das Ziel mehr als erfüllt.

Geistige Fitness ist in zunehmendem Maß ein Thema für den Sport, und das in allen Altersgruppen.

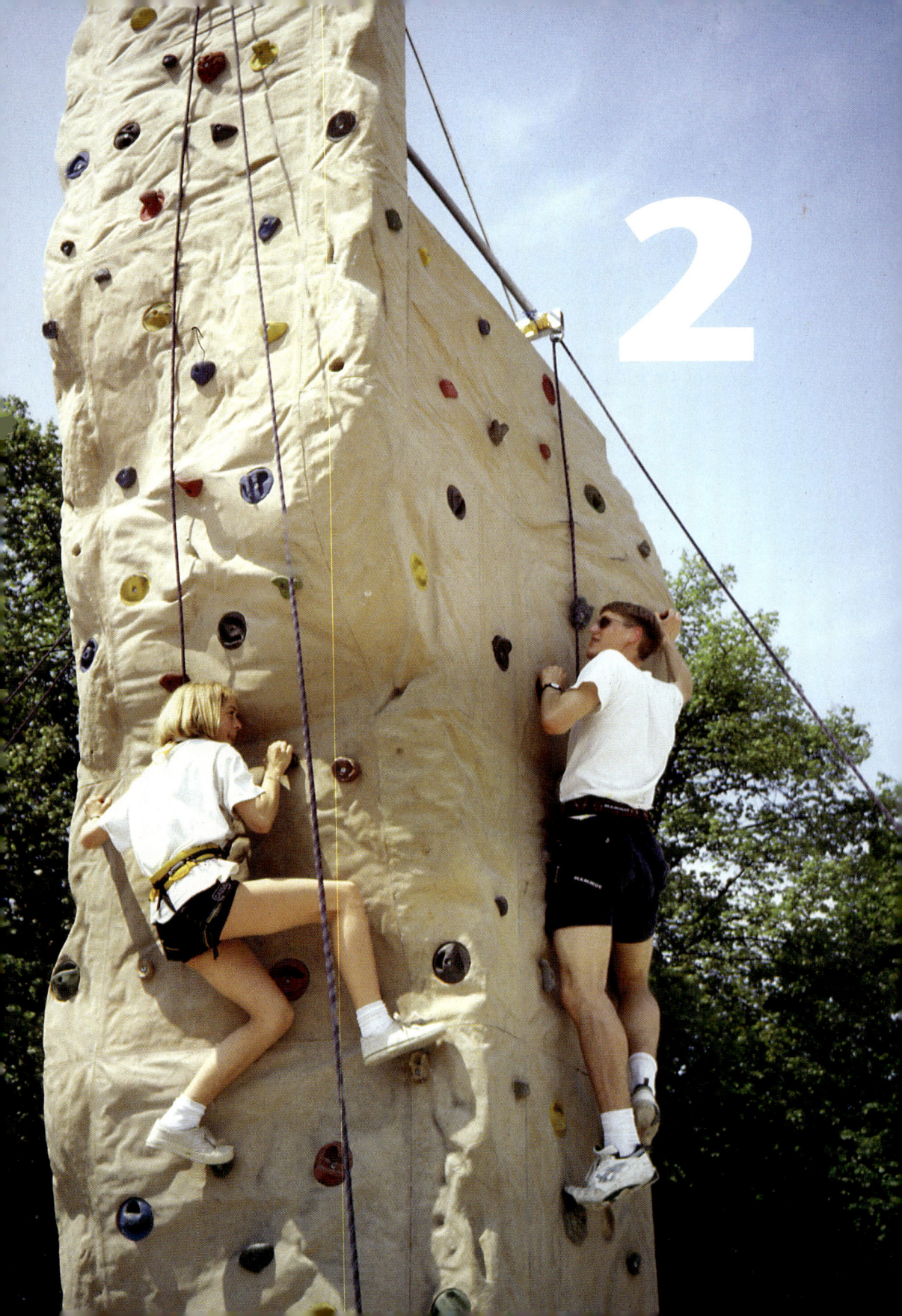

2

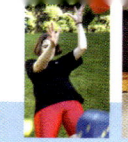

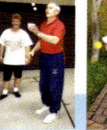

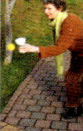

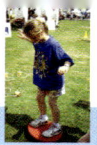

2 Gehirntraining
   – warum und für wen?

2.1 Die Informationsflut

Menschen in unserer heutigen Industriegesellschaft müssen – ob gewollt oder ungewollt – jeden Tag ungeheure Mengen an Informationen aufnehmen und verarbeiten. Meist beginnt es bereits beim Erwachen. Aus dem Radiowecker dröhnen Nachrichten und Musik. Es folgen unaufhörlich weitere Informationen: Zeitung, Fernsehen, private Absprachen über die Verpflichtungen und Vorhaben am bevorstehenden Tag ... und am Arbeitsplatz Anforderungen, Anweisungen, Ausarbeitungen, Internetrecherchen, ganze Fluten von E-mails und SMS ...

Auch in der Freizeit, vor allem im Vereinsleben, läuft nichts ohne Informationsaustausch. Das Miteinandersprechen, die Sportstunde, die Sitzung, die Organisation einer Veranstaltung, das Aktualisieren der Homepage, der Beitrag für die Vereinszeitschrift, die Planung des Übungsangebots, die Vorbereitung der eigenen Übungsstunde, die Fortbildung über neueste wissenschaftliche Erkenntnisse auf dem Gebiet der Turn- und Sportpraxis ... Ähnliches gilt für andere organisierte Sport- und Freizeitaktivitäten oder die regelmäßige Gestaltung von Kursen für Hirnleistungstraining.

Manche Informationen werden nur kurz bearbeitet und ausgetauscht und können anschließend, nach Abschluss des Ereignisses, vergessen werden, zum Beispiel die Absprache über eine Vertretungsstunde in der nächsten Woche. Ist die Stunde vereinbarungsgemäß durchgeführt worden, so kann diese Information aus dem Gedächtnis gestrichen werden. Anderes sollte möglichst dauerhaft abgespeichert und abrufbar gemacht werden, zum Beispiel die gelesene Information darüber, dass eine bestimmte Bewegungsübung nach neuesten gesundheitssportlichen Erkenntnissen anders ausgeführt werden sollte, als vielleicht früher während der eigenen Ausbildung vor vielen Jahren noch erlernt.

Menschliches Wissen vermehrt sich explosionsartig. Noch im 16. Jahrhundert war es für einen einzelnen Menschen möglich, das gesamte bekannte menschliche Wissen zu erlernen. Heute wird wohl kaum jemand für sich in Anspruch nehmen können oder wollen, wirklich alles zu wissen. Hinzu kommt das Problem, dass die Dinge, die heute erlernt werden, schon morgen oder übermorgen völlig überholt sein können.

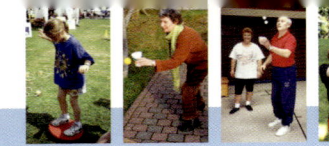

>> **BRAINFITNESS**

Gerade in der Sportpraxis gibt es zahlreiche Beispiele dafür, dass eine vor vielen Jahren absolvierte Übungsleiterausbildung, ein Sportstudium oder eine andere erworbene Qualifikation keineswegs eine Garantie dafür ist, nun für alle Zeiten ein qualitativ gutes und richtiges Übungsangebot vermitteln zu können. Das „Kopfkreisen" oder das „Klappmesser" sind nur zwei Beispiele für ein Übungsgut, das noch vor Jahren als gut und richtig gelehrt wurde und das viele „alte Hasen" unter den Übungsleiterinnen und Übungsleitern noch ganz selbstverständlich in ihr Repertoire aufgenommen haben. Sie alle mussten umlernen und haben erfahren, dass diese beiden nach heutigen wissenschaftlichen Erkenntnissen zu den Krankmacherübungen gehören. Und so ließe sich die Auflistung fortsetzen. Diese Tatsache, dass bereits nach wenigen Jahren die Hälfte des erlernten Wissens in einem bestimmten Bereich überholt ist, wird als „Halbwertzeit" bezeichnet. In der Medizin beträgt diese Halbwertzeit heute etwa viereinhalb Jahre.

Viele ehrenamtlich in Turnen und Sport Tätige, ob in der Sportpraxis oder in Organisation und Verwaltung, sind sicherlich länger als viereinhalb Jahre im Einsatz. Das heißt, sie müssen ständig neue Informationen aufnehmen und verarbeiten, um den aktuellen Anforderungen gerecht werden zu können. Dies alles wird selbstverständlich erwartet neben den zahlreichen Anforderungen, die Beruf und Privatleben stellen. Und für die Sportprofis, die hauptberuflich in Verein oder Studio mit Bewegung zu tun haben, ist es sowieso bittere Notwendigkeit, ständig auf dem Laufenden zu sein.

Um all das bewältigen zu können, braucht der Mensch in erster Linie sein Gehirn. Alles Denken und Planen erfolgt in dieser menschlichen Schaltzentrale. Nun gibt es Menschen, denen es scheinbar ohne Schwierigkeiten gelingt, viele verschiedenartige Belastungen zu ertragen und Probleme im Beruf ebenso souverän zu lösen, wie den Erwartungen der Familie gerecht zu werden. Und meist sind es dieselben Menschen, die dann auch noch ein Ehrenamt im Verein nicht nur innehaben, sondern mit Leben füllen. Solche Menschen arbeiten produktiver als andere. Ihr Tag scheint mindestens 48 Stunden zu haben, und sie sind trotz (oder vielleicht gerade wegen???) der großen Aktivität mit hoher Erfolgsquote zum Erstaunen anderer auch noch ausgeglichen und zufrieden. Solche Menschen gibt es. Und dennoch kann bestimmt nicht jeder von sich behaupten, alles so locker zu bewältigen.

Eines der Geheimnisse liegt darin, dass manche schneller mit Informationen umgehen und deshalb in höherem Tempo denken, planen und entscheiden können als andere. Bei hoher geistiger Fitness kann diese Geschwindigkeit bis zu 4 x so hoch sein wie bei geistig Trägen.

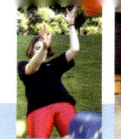

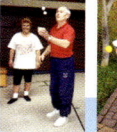

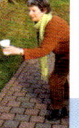

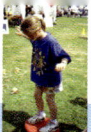

Solche geistige Fitness lässt sich - genau wie körperliche Fitness – trainieren. Es ist also genauso wenig Schicksal, nur langsam denken zu können, wie es naturgegeben ist, eine niedrige körperliche Ausdauer zu haben.

2.2 Geistiges Training im Alltag

Das Training fürs Gehirn geschieht nicht immer bewusst und gezielt. Der Alltag bringt im Allgemeinen bereits ein hohes Maß an Reizen und damit Anregung für das Gehirn. Wer körperlich und geistig aktiv ist, sich für viel Verschiedenartiges interessiert und Kontakte pflegt, hat gute Voraussetzungen, um geistig auf der Höhe zu sein und zu bleiben.

Viele glauben, der Beruf allein bringe schon genügend Training für die geistige Beweglichkeit mit sich. Das mag für einzelne Arbeitsbereiche stimmen, doch in der Regel fordern wir uns im Beruf relativ einseitig und zielgerichtet. Auch bei noch so abwechslungsreichen Tätigkeiten gibt es meist einen gewissen Rhythmus. Probleme und Arbeitsinhalte kehren ebenso in Abständen wieder wie Personen, mit denen wir zusammenarbeiten.

Organisierte Freizeitgestaltung, besonders im Verein, bildet da oft einen günstigen Ausgleich. Eine aktive Mitgliedschaft im Verein ist zwar noch kein Garant, aber immerhin ein begünstigender Faktor für geistige Fitness. Wer im Turn- und Sportverein aktiv ist, betätigt sich meistens regelmäßig und nicht nur ab und zu. Die positiven Wirkungen der Bewegung auf die Funktionsfähigkeit des Gehirns werden an anderer Stelle noch konkret beschrieben.

Der Verein zwingt auch zur Auseinandersetzung, zum Umgehen mit Informationen, zu Entscheidungen, zum Anpassen an Menschen und Situationen. Die Gruppe, der Kontakt mit anderen Menschen, ist im Vereinsleben unumgänglich. Gespräch - und damit Informationsverarbeitung – ist immer Begleiterscheinung des Zusammenkommens in der Gruppe.

Und trotzdem haben auch Vereinsmitglieder und in anderen Gruppen organisierte Menschen Probleme mit ihrer Hirnleistung im Alltag. Haben Sie sich auch schon in solchen Situationen ertappt?

- Sie wollen bei einer Bekannten anrufen, die in Ihrer Nähe wohnt, damit sie Sie morgen mit dem Auto mitnimmt zum Treffpunkt für die Wanderung. Die

BRAINFITNESS

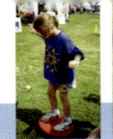

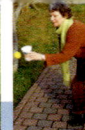

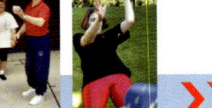

Betreffende ist erst seit wenigen Wochen in Ihrer Gruppe, und Sie kennen ihre Telefonnummer nicht. So schlagen Sie im Telefonbuch nach und wählen. Es ist besetzt. Als Sie es kurz darauf noch einmal probieren wollen, haben Sie zwischendurch einige andere Gespräche geführt, sodass die Wahlwiederholung die Nummer nicht mehr hergibt. Sie können Sie sich an die Nummer nicht mehr erinnern und müssen erneut nachschlagen.

- Sie fahren mit dem Wagen über die Autobahn in einer Ihnen unbekannten Gegend zu einer Übungsleiterfortbildung. Noch gehören Sie zur Gruppe derjenigen, die ohne Navigationssystem durch das Leben und den Straßenverkehr gehen. Das heißt, Sie müssen sich selbst orientieren. Der Name des Zielorts ist Ihnen zwar geläufig, aber der steht nicht auf den vielen Hinweisschildern. Ehe Sie alle Wegweiser richtig wahrgenommen und sich entschieden haben, in welche Richtung Sie am Autobahnkreuz abbiegen wollen, sind Sie schon vorbeigefahren.

- Endlich haben Sie sich aufgerafft, eine Arbeit zu erledigen, die Sie sich schon lange vorgenommen hatten und die Ihre grauen Zellen beansprucht – einen Beitrag für das Vereinsblatt schreiben, einen Beitrag über Sportpraxis in einer Fachzeitschrift lesen, den Jahresplan für Ihre Abteilung aufstellen ... Als Sie schließlich vor Ihrer Arbeit sitzen, fehlt Ihnen völlig die Konzentration, und der Kopf ist wie leer.

- Bei der Mitgliederversammlung Ihres Vereins wird Ihnen eine Kandidatin für ein Vorstandsamt namentlich vorgestellt. Sie haben die Person nie zuvor gesehen. Für einige Minuten unterhalten Sie sich miteinander. Als Sie sich vorerst verabschieden und anderen Anwesenden zuwenden wollen, fällt Ihnen der Name nicht mehr ein.

- Ihre Gruppe will bei einer großen Freizeitmesse auftreten mit einer Tanzgestaltung. Zunächst wird das Konzept vorgestellt, Bewegungsfolgen und Choreografie scheinen sehr gelungen. Doch nun geht es an das Einüben. Immer wieder ertappen Sie sich dabei, dass Sie in die falsche Richtung wollen oder schon die übernächste Übungsfolge im Kopf haben. In letzter Sekunde gelingt es immer noch, die richtige Kurve zu kriegen. Allmählich fangen aber die anderen in der Gruppe an zu lästern. Wieder mal typisch, immer dieselben, die aus der Reihe tanzen! Dabei haben Sie sich so bemüht, aber es will nun mal einfach nicht in Ihrem Kopf bleiben.

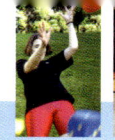

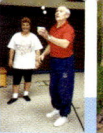

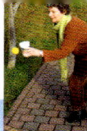

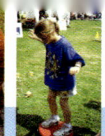

Das sind nur einige typische Alltagssituationen, die uns allen häufig passieren, auch wenn wir aktiv im Leben stehen, oder? Die zunehmende Technisierung und veränderte Lebensgewohnheiten tragen dazu bei, dass zahlreiche Trainingsmöglichkeiten aus früheren Zeiten im Alltag immer seltener werden. Wer rechnet schließlich noch im Kopf, wenn es doch dafür Taschenrechner gibt? Warum soll ich mir Termine merken, wenn mein elektronisches Notebook das viel einfacher und zuverlässiger erledigen kann? Weshalb mühsam ein Gesellschaftsspiel mit Spielbrett und Figuren auf dem Tisch aufbauen und womöglich andere Spielbegeisterte suchen, wenn ich ohne Probleme schnell am Computer ein Spiel anklicken kann und niemanden zum Mitmachen überreden muss? Warum die Straßenkarte lesen, wenn mein Navigationssystem mich leitet?

Je nach Art und Umfang der geistigen Aktivität im Alltag ist es für alle Altersgruppen sinnvoll, zusätzlich ein gezieltes Gehirntraining zu betreiben, um die Kapazität des eigenen Gehirns bestmöglich auszunutzen, denn hier liegen oft große Potenziale brach. Ob Managerin oder Hausmann, ob Rentnerin oder Student – für alle ist Gehirntraining sinnvoll und trägt zu einer besseren und leichteren Alltagsbewältigung bei.

Aber das gezielte Gehirntraining ist nicht der einzige Einflussfaktor im Hinblick auf geistige Fitness. Wichtig sind ebenso Einflüsse anderer Faktoren wie Ernährung, Bewegung, Schlaf, auch die soziale Situation. Gesunde Ernährung, ausreichend Bewegung, erholsamer Schlaf und das Zusammensein mit anderen Menschen gehören ebenfalls zum Trainingsprogramm für geistige Fitness.

Die Funktionstüchtigkeit des Gehirns hat erwiesenermaßen einen erheblichen Einfluss auf Lebensbewältigung, Lebensqualität und Lebenserwartung. Es lohnt sich also in jedem Fall, das eigene Gesundheitsbewusstsein nicht ausschließlich auf körperliche Funktionen zu richten, sondern gleichzeitig das Gehirn im Blick zu behalten.

2.3 Geistige Leistungsfähigkeit und Lebensalter

Die Zeiten, in denen die Menschheit glaubte, geistige Leistungsfähigkeit ließe mit zunehmendem Alter zwangsläufig nach, sind vorbei. Es ist heute bekannt, dass nicht das Lebensalter ausschlaggebend für die geistige Beweglichkeit ist, sondern eine Vielzahl von Faktoren zusammenwirkt. Biologische, psychologische, soziale und geistige Einflussgrößen werden hier wirksam.

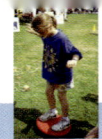

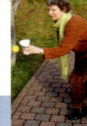

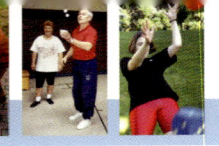

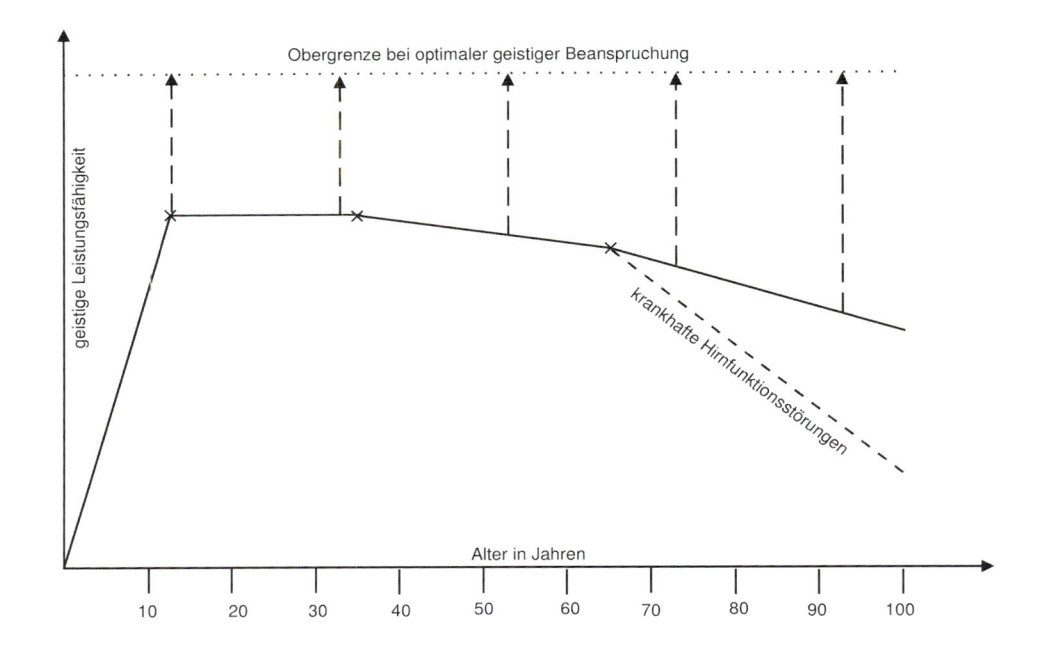

Abb. 1: Geistige Leistungsfähigkeit in Abhängigkeit vom Lebensalter – durchschnittliche Veränderungen[1]

Abbildung 1 zeigt, wie sich die geistige Leistungsfähigkeit mit zunehmendem Lebensalter verändert. Unter geistiger Leistungsfähigkeit sind in diesem Zusammenhang vor allen Dingen Intelligenz, Gedächtnis, Konzentrations- und Durchhaltefähigkeit zu verstehen. Die Grafik zeigt Durchschnittswerte für die individuellen Veränderungen in den einzelnen Lebensabschnitten. Danach wird die individuelle geistige Höchstleistung (unabhängig von absoluten Vergleichswerten!) mit etwa 12-16 Jahren erreicht.

Für das Absinken geistiger Leistungsfähigkeit nach dem 25./30. Lebensjahr werden hauptsächlich Unter- und Überforderung verantwortlich gemacht.

1 Mod. nach: Lehrl, Siegfried, Fischer, Bernd & Lehrl, Maria: Reihe Gehirntraining. GeJo-Leitfaden. Ein Überblick über Gehirn-Jogging – Grundlagen und Anwendungen. Vless Verlag, Ebersberg, 1990, S. 31.

WARUM UND FÜR WEN?

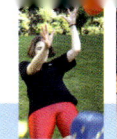

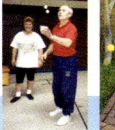

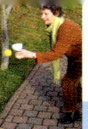

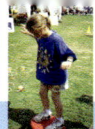

Der erneute Knick in der Kurve der geistigen Leistungsfähigkeit jenseits der 60 wird mit Reizmangel (nach dem Ausscheiden aus dem Berufsleben) zum einen und mit vermehrten Störungen im Herz-Kreislauf-System bei dieser Altersgruppe zum anderen erklärt. Zusätzlich setzen in dieser Altersgruppe Hirnstoffwechsel- und -durchblutungsstörungen vielfach die geistige Leistungsfähigkeit weiter herab.

In den nächsten Jahren wird sich die Situation voraussichtlich verändern. Höhere Mobilität, Veränderungen im Arbeitsleben, die Notwendigkeit von Umschulungen im fortgeschrittenen Alter, vermehrte Langzeitarbeitslosigkeit und neue Lebensarbeitszeitmodelle sind nur einige Faktoren, die hier wirksam werden.

Gesundheitsbewusstes Leben und Vorbeugung in allen Lebensphasen können zwar Erkrankungen nicht verhindern, aber gezieltes Training und geistige und körperliche Aktivität vermögen durchaus die Risikofaktoren zu verringern und die Wahrscheinlichkeit von Einbußen in der geistigen Leistungsfähigkeit im höheren Alter zu mindern.

Das Gehirn altert vor allen Dingen an den Stellen, an denen kein Training stattfindet. An der Universität Helsinki wurde nachgewiesen, dass unter natürlichen Bedingungen des Alterns die Funktionstüchtigkeit des Gehirns wichtigster Einflussfaktor für die Lebenserwartung ist. So geht mit hoher geistiger Leistungsfähigkeit oft eine hohe Lebenserwartung einher, während bei niedriger geistiger Leistungsfähigkeit die Sterberate deutlich höher liegt als bei der Durchschnittsbevölkerung.

Vermehrte Aufklärung über Zusammenhänge von Lebenserwartung, Lebensqualität und Hirnleistung in den Medien auf der einen und der rasante Anstieg demenzieller Erkrankungen auf der anderen Seite sind sicherlich Gründe dafür, dass immer mehr Menschen ihre Aufmerksamkeit ihrem Gehirn zuwenden, sich genauer beobachten, aber auch vermehrt Ängste vor Einbußen im höheren Alter entwickeln. Immer mehr Menschen aller Altersgruppen vollziehen auch den nächsten Schritt und wenden sich einem gezielten Training für ihr Gehirn zu.

Das Gehirn bleibt im fortgeschrittenen Alter deutlich leistungsfähiger, als Experten noch vor einigen Jahren glaubten. Dabei ist allerdings Voraussetzung, dass es dem Menschen gelingt, Routine zu besiegen und sich die Motivation zur Aktivität und zum Lernen zu erhalten.

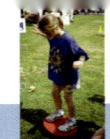

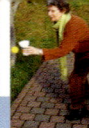

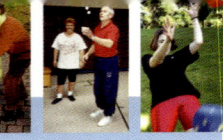

2.4 Neurogenese:
Aktivität bringt neue Gehirnzellen

Die Plastizität des Gehirns, seine Fähigkeit, sich das gesamte Erwachsenenalter hindurch umzuformen, war das große Thema der Hirnforschung in den letzten 10 Jahren. Inzwischen haben Neurologen längst nachgewiesen, dass sich das Gehirn ein Leben lang quasi selbst überarbeitet. Selbst im siebten oder achten Lebensjahrzehnt lässt sich das Gedächtnis durch Training deutlich verjüngen. Jedoch hat die Formbarkeit ihre Grenzen, wenn bestimmte Bereiche des Gehirns durch Erkrankungen beeinträchtigt oder zerstört werden. Der Neurobiologe Lawrence Katz von der Duke Universität North Carolina bezeichnet das Gehirn als elastisches Organ, das bis ins hohe Alter leistungsfähig bleibt, wenn es entsprechend gefordert wird.

Jahrzehntelang glaubte die Menschheit, dass Hirnzellen mit zunehmendem Alter nur noch absterben, aber keine neuen Neurone mehr gebildet werden. Nach heutigem Stand der Wissenschaft ist diese Vorstellung falsch. Es ist inzwischen nachgewiesen, dass neue Hirnzellen auch in einem voll entwickelten, erwachsenen Gehirn entstehen können.

Das Dogma von den im Alter sich permanent verringernden Nervenzellen und der so erklärten Verminderung geistiger Leistung hielt sich bis zum Ende der 1990er Jahre. Erst 1998 gelang es dem schwedischen Forscher Thomas Björk-Eriksson von der Universität Göteborg erstmals, bei Erwachsenen die Neubildung von Neuronen nachzuweisen. Seither bringen große Print-Magazine ebenso wie TV-Sendungen immer wieder Mut machende Beiträge, die zur Aktivität motivieren.

Tatsächlich sprießen im Gehirn bis ins hohe Alter hinein täglich neue Nervenzellen. Bei Aktivität verbinden diese sich zu neuen Netzen. Das Wachstum neuer Neurone im Erwachsenenalter wird als „adulte Neurogenese" bezeichnet, ein Vorgang, der noch vor wenigen Jahren völlig unbekannt war. Die neuen Nervenzellen haben sogar besondere Fähigkeiten: sie lassen sich leichter erregen als alte Neurone und bilden schneller Synapsen, das heißt, sie nehmen schneller Kontakt mit anderen Zellen auf. Beide Faktoren sind wichtig im Zusammenhang mit dem Lernen und dem Gedächtnis.

Forscher des Salk Institutes for Biological Studies in La Jolla, Kalifornien, haben den Nachweis erbracht, dass neu gebildete Hirnzellen wachsen und reifen können.

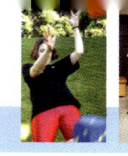

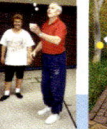

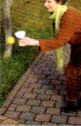

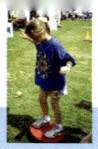

Sie verwandeln sich in funktionsfähige Neurone. Die Wissenschaftler gehen davon aus, dass diese die Aufgabe haben, abgestorbene Hirnzellen zu ersetzen. Möglich ist auch, dass sie neue funktionelle Einheiten aufbauen und so das Gedächtnis verbessern. Entscheidend für das Überleben und Funktionieren der „Nachwuchsneurone" ist nach heutigem Kenntnisstand die Vernetzung, der Informationsaustausch mit anderen Nervenzellen über die sogenannten *Synapsen*. Der Neurobiologe Fred Gage geht mit seinem Team diesen Fragen nach.

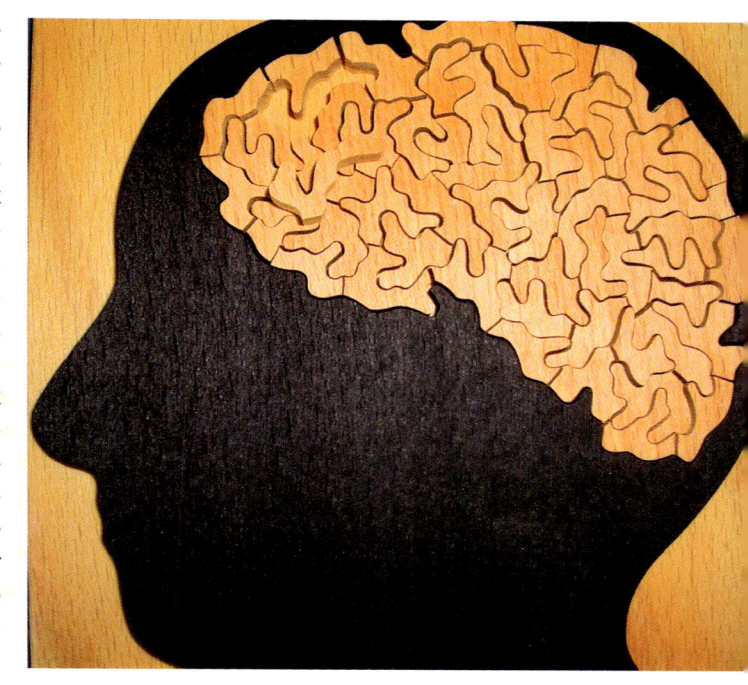

Bisher zeichnet sich ab, dass geistige und körperliche Aktivitäten ebenso wie soziale Kontakte die Neurogenese begünstigen. Werden die neu gebildeten Neurone nicht gefordert, erhalten sie keine Impulse, keine Lernanreize, reifen sie nicht zu funktionstüchtigen Neuronen heran, sondern gehen wieder zu Grunde.

Wir Menschen sind also keineswegs dazu verdammt, tatenlos abzuwarten, bis die in Abbildung 1 (s. S. 18) dargestellte Entwicklung schließlich eintritt. Die gestrichelte Linie oben zeigt deutlich, dass es sich lohnt, aktiv zu bleiben. Denn wer lebenslang trainiert, kann bei optimaler geistiger Beanspruchung seine persönliche geistige Leistungsfähigkeit ein Leben lang an der Obergrenze erhalten, die er oder sie im Alter von ca. 12-16 Jahren einmal erreicht hatte. Auch wenn in bestimmten Lebensphasen bereits Einbrüche bei der Hirnleistung zu beobachten waren, lohnt es sich dennoch – gleichgültig, in welchem Lebensalter –, mit neuem Training zu beginnen. Erhalt und/oder Verbesserung der Hirnleistung können zu jedem Zeitpunkt erfolgen.

3

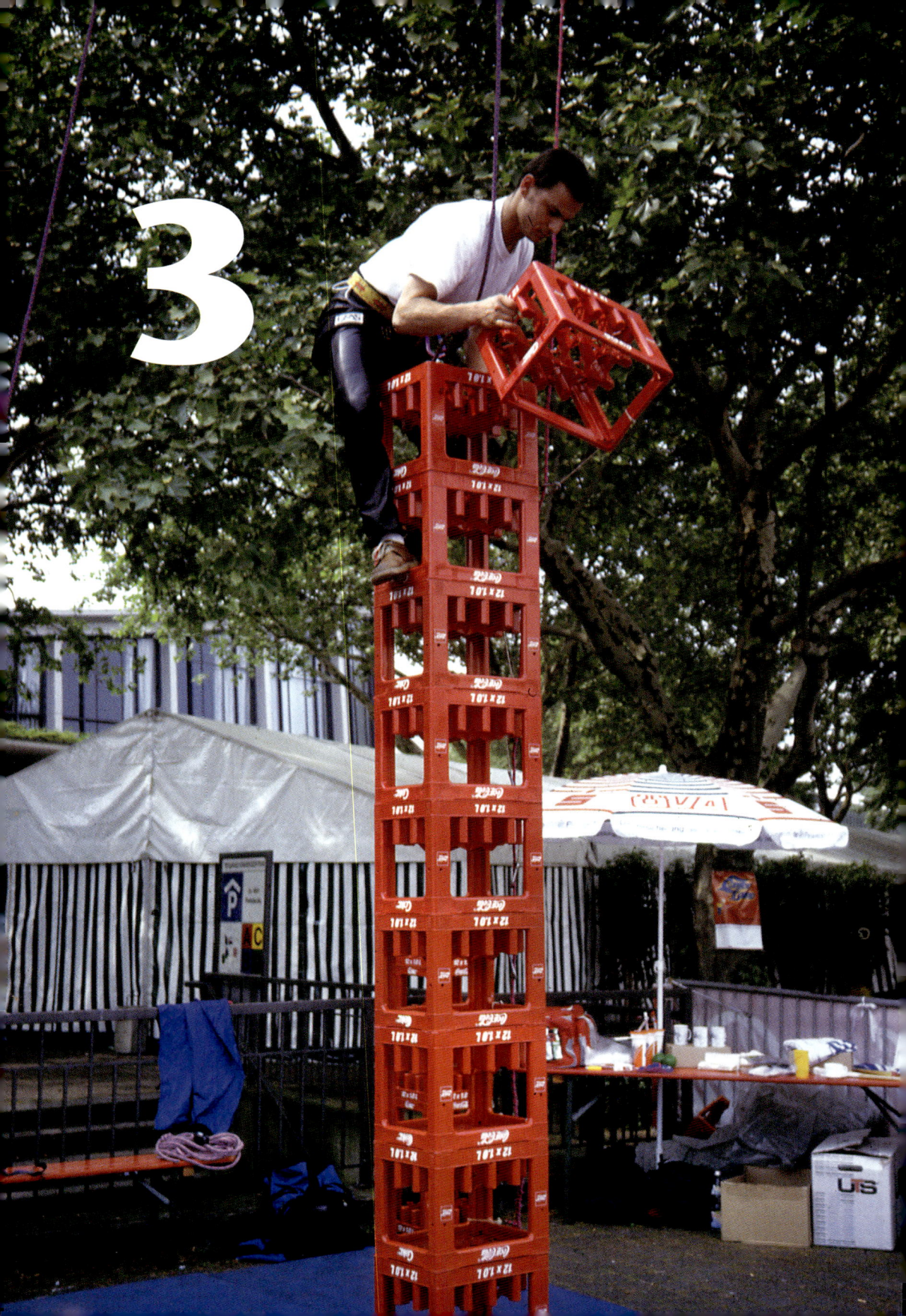

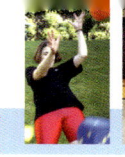

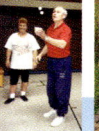

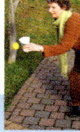

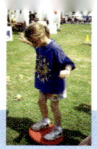

3 Gehirntraining und Bewegung

3.1 Auswirkungen körperlichen Trainings auf geistige Leistungsfähigkeit

Unter *Sport* wird schon lange nicht mehr nur das international geregelte Wettkampfsystem verstanden, das auf Siege und Rekorde ausgerichtet ist und auf hoher körperlicher Leistungsfähigkeit basiert. Freizeit- und Breitensport, der Fitnessbegriff, gesundheitssportliche Orientierungen und vor allen Dingen die Psychomotorik haben dafür gesorgt, dass Bewegung in diesen Bereichen als etwas Umfassendes verstanden wird. Es ist von einem Zusammenspiel physischer, geistiger, sozialer und emotionaler Komponenten auszugehen. Das Prinzip der Ganzheitlichkeit von Körper und Geist setzt sich immer mehr durch, wird immer mehr genutzt.

Die Beziehung zwischen Körper und Geist ist zwar eine alte Binsenweisheit, die Ergebnisse wissenschaftlicher Untersuchungen sind aber dennoch verblüffend. Bewegung steigert die geistige Leistungsfähigkeit! Untersuchungen weisen eindeutig nach, dass bei gleichzeitiger körperlicher Betätigung und geistiger Aktivität die geistige Leistungsfähigkeit deutlich höher liegt als bei körperlicher Inaktivität. Versuche, bei denen die Untersuchungspersonen auf dem Fahrradergometer saßen und gleichzeitig einen Computer bedienen mussten, zeigten, dass die am Bildschirm dargebotenen Aufgaben mit größerem Erfolg bewältigt wurden, als wenn dieselben Personen diese Aufgaben ohne begleitendes körperliches Training erledigten. Die Kapazität des Kurzspeichers stieg in Bewegung gegenüber körperlicher Ruhe um 20 %.

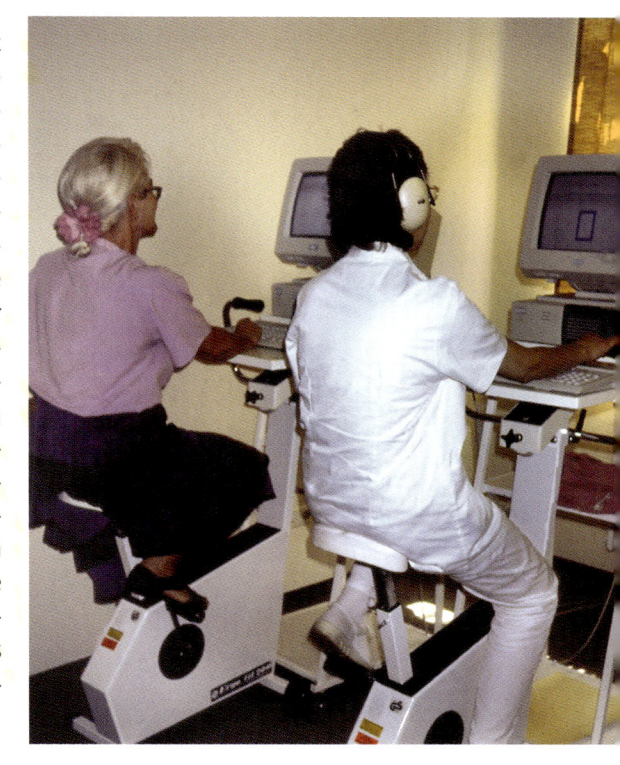

>> **BRAINFITNESS**

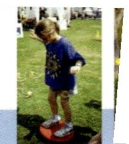

Sportliche Aktivität im Sinn des o. a. umfassenden Verständnisses gilt generell als stimulierender Faktor, der das Wahrnehmungs- und Bewegungsverhalten im Alltag und - damit im Zusammenhang – das Planen und Denken fördert.

Geistiges Training allein fördert nach bisherigen Erkenntnissen gezielt bestimmte Hirnareale und führt zu deutlichen Verbesserungen bei bestimmten Aufgaben. Bewegung dagegen ist immer ein umfassendes Training. So müssen zum Beispiel Kletterer neben der körperlichen Aktivität komplexe Probleme lösen, ihren Aufstieg planen. Bei jedem Mannschaftssport ist ein hohes Maß an strategischem Denken gefordert. Die Koordination von Muskeln und Augen, zum Beispiel beim Spielen mit einem Ball, aktiviert Hunderte von Muskeln und Millionen von Nervenzellen.

Doch es gibt noch einen anderen Zusammenhang zwischen Bewegung und Denken. Das Aktivationsniveau eines Menschen als ein entscheidender Faktor für geistige Leistungsfähigkeit lässt sich auf verschiedene Weise beeinflussen, u. a. durch Bewegung. Bewegung gilt als Aktivations-Optimierer. In der Regel ist davon auszugehen, dass das Aktivationsniveau bei Bewegung ansteigt und in Ruhe abfällt. Deshalb lässt sich bei Bewegung leichter denken als in körperlicher Ruhestellung.

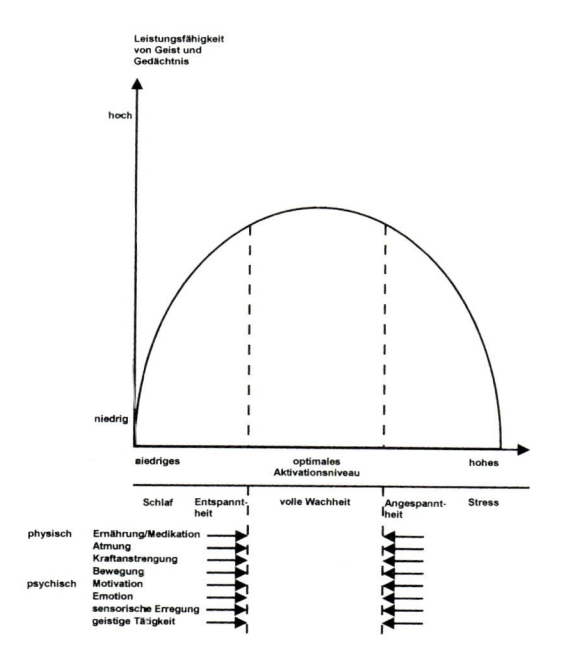

Abb. 2: Zusammenhang zwischen Aktivationsniveau (= nervöses Erregungsniveau) und Leistungsfähigkeit von Geist und Gedächtnis. Darunter die körperlichen (physischen) und psychischen Ebenen, über die sich das Aktivationsniveau verschieben lässt. [1]

1 Aus: Hirt Institut (Hrsg.), Fischer, Bernd & Dickreiter, Bernhard: Lehrgang „Geistige Fitness", Stufe III, Zürich 1994, S. 106

GEHIRNTRAINING UND BEWEGUNG «

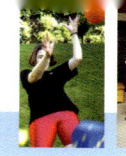

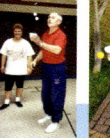

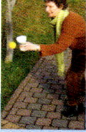

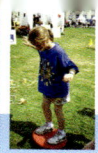

Die Abbildung zeigt, wie das Aktivationsniveau (allgemeiner nervöser Erregungszustand) die geistige Leistungsfähigkeit beeinflusst. Bei voller Wachheit ist die Leistungsfähigkeit am besten. Auf einem höheren Niveau der allgemeinen nervösen Erregung dagegen verringert sie sich wieder. Das entspricht dem subjektiven Empfinden vieler Menschen. Unter hoher Anspannung ist das Problemlösungsverhalten beeinträchtigt, und auch in völlig entspanntem Zustand ist die Hirnleistung nicht optimal.

Wachheit heißt das Zauberwort für diejenigen, die aus einer entspannten Ausgangssituation zu höchster geistiger Leistungsfähigkeit kommen wollen. In diesem Zusammenhang sind Übungen zum Training des Gleichgewichts sehr gut geeignet, weil sie die Wachheit fördern und so das Aktivationsniveau erhöhen. Umgekehrt sind bei Angespanntheit und Stress Entspannungstechniken sinnvoll anzuwenden, um sich in einen optimalen Zustand für geistige Leistung zu bringen.

Ein körperlich gut trainierter Mensch braucht zur Bewältigung von Alltagsanforderungen, zum Beispiel zum Tragen von Einkäufen oder zum Treppensteigen, einen deutlich geringeren Anteil seiner Maximalkraft als jemand mit schlechter körperlicher Kondition. Wer den ganzen Tag lang ein hohes Maß an Kraft aufwenden muss, um die Alltagsaufgaben zu erledigen, ist in der Freizeit körperlich eher müde und weniger bereit zu geistiger Anstrengung als ein trainierter Mensch, der ohne viel Mühe im Alltag zurechtkommt.

Tierversuche haben gezeigt, dass Bewegung zu einem höheren Maß an Synapsen (Verbindungsstelle zwischen zwei Nervenzellen) führt als körperliche Ruhe. Mit einem Mehr an Synapsen kann der Mensch im wahrsten Sinn des Wortes „schneller schalten", wird also geistig beweglicher.

Fred Gage und seine Mitarbeiter am Salk Institute in La Jolla, Kalifornien, konnten in Versuchen mit Mäusen und Ratten nachweisen, dass körperliche Aktivität in abwechslungsreicher Umgebung mit Laufrädern und Kletterwänden das Heranwachsen neuer Gehirnzellen fördert. Tiere, die sich körperlich betätigen konnten, bildeten deutlich mehr Neurone aus als solche in kleinen Laborkäfigen ohne Bewegungsmöglichkeiten.

Diese Ergebnisse lassen sich laut Gage auf den Menschen übertragen. Danach profitieren schon diejenigen, die nur im Alltag die Treppe benutzen statt des Fahrstuhls.

BRAINFITNESS

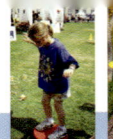

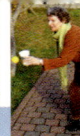

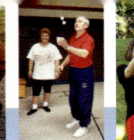

Sport scheint sich sogar schon auf die Gehirnentwicklung von Föten im Mutterleib auszuwirken. Mäuse, deren Mütter während der Trächtigkeit im Laufrad trainierten, bildeten bis zu 40 % mehr Nervenzellen im Hippokampus (entwicklungsgeschichtlich alter Teil des Gehirns, zuständig u. a. für das Verknüpfen von Wahrnehmungen und das Überführen von Inhalten aus dem Kurzzeit- ins Langzeitgedächtnis) aus. Diese Ergebnisse von Gerd Kempermann aus dem Max-Delbrück-Centrum für Molekulare Medizin in Berlin-Buch lassen sich zwar bisher noch nicht unmittelbar auf den Menschen übertragen, aber die Neurogenese ist ein Forschungsgebiet, das noch viele Möglichkeiten verspricht.

Sportliche Betätigung verlangsamt den Alterungsprozess des Gehirns und lässt den Menschen seine geistigen Fähigkeiten bis ins hohe Alter erhalten. Wer regelmäßig ein Fitnesstraining absolviert, kann schneller denken und besser behalten als bewegungsarme Gleichaltrige. Das beweisen zahlreiche Studien.

Je älter der Mensch wird, desto mehr Hirnmasse benötigt er, um eine bestimmte Aufgabe zu erledigen, stellte Wildor Hollmann, Nestor der Sportmedizin und der Erforschung von Zusammenhängen zwischen Denken und Bewegen, mit seinem Team an der Deutschen Sporthochschule Köln fest. Ältere Langstreckenläufer oder Jogger benutzen jedoch beim Lösen der gleichen Aufgaben weniger Hirnareale. Ihre Gehirne ähneln denen jüngerer Menschen.

Völlig untrainierte Menschen können schon durch moderate Bewegung sensationelle Erfolge erzielen. Ein Jahr lang 2 x wöchentlich eine Stunde flott Spazierengehen verbesserte bei einer Gruppe von 65-80-Jährigen die Merkfähigkeit erheblich.

Ein allgemeines alters- und leistungsgerechtes Ausdauertraining wirkt sich immer positiv auf die Hirnleistung aus. So sind alle Ausdauersportarten wie Laufen, Wandern, Walking, Radfahren, Schwimmen, Skilanglauf usw. im Hinblick auf die geistige Fitness sinnvoll. Körperliches Übertraining sollte jedoch vermieden werden, denn es führt zum Absinken der Denkleistung.

Körperliche Belastung von 25 Watt (wie etwa bei einem normalen Spaziergang) führt zu einer Mehrdurchblutung des Gehirns von ca. 14 %. Bei 100 Watt, also 4 x so hoher Belastung, steigt sie nur um weitere 11 %. 25 Watt sind - amerikanischen Untersuchungen zufolge – ein günstiges Maß, um während oder kurz nach dieser körperlichen Bewegung optimale geistige Leistungswerte zu erreichen.

Das heißt, schon leichte Bewegung erhöht die Hirndurchblutung stark. Sogar das bewusste Vorstellen einer Bewegung, die überhaupt nicht ausgeführt wird, erhöht die Durchblutung des Gehirns. Bereits die intensive Vorstellung „ich hebe jetzt den rechten Arm" führt zu messbarer Mehrdurchblutung, ohne dass die Bewegung tatsächlich erfolgt. Diese Erkenntnis kann besonders bei Menschen mit Bewegungseinschränkungen genutzt werden!

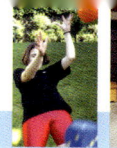

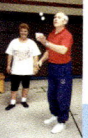

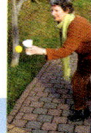

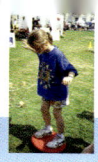

Die Durchblutung des Gehirns lässt sich mit bestimmten Bewegungsübungen sehr gezielt fördern. Die Repräsentation der Körperoberfläche in der Großhirnrinde macht dies deutlich.

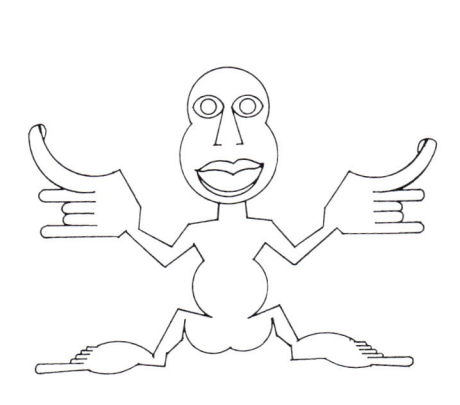

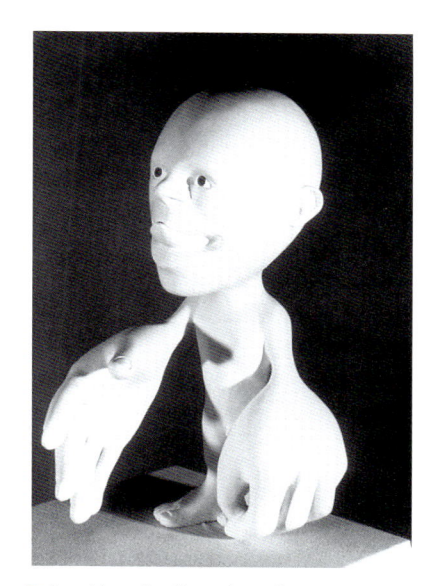

Abb. 3: Motorischer Homunculus [2]   Foto: Handmännchen [3]

Der motorische Homunculus (lat. *die Bewegung betreffendes Menschlein*) veranschaulicht im Größenvergleich, wie stark einzelne Partien der Körperoberfläche in der Hirnrinde (dem somatomotorischen Cortex) vertreten sind.

---

[2] Vgl.: Cassela Riedel, Fischer, B. & Mosmann, H.; Praxishandbuch für Gehirntrainer. Nordrach 1994. Mod. nach Schomburg, E.-D. & Kuhnt, U.; Hirnfunktion transparent. Funktionelle Anatomie des Gehirns.
[3] Mit freundlicher Genehmigung des Museums „Kulturgeschichte der Hand", Wolnzach, Bayern.

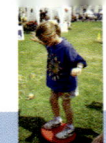

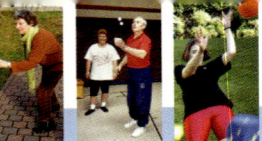

So haben feinmotorische Übungen, insbesondere der Finger und Hände, äußerst positive Auswirkungen auf die Denkleistung. Fuß- bzw. Zehengymnastik zeigt ähnliche Wirkung. Aber auch die Bewegung des Mundes – zum Beispiel beim Sprechen, Singen, Kauen ... – sorgt für erhöhte Durchblutung. Die Bewegung des Augenmuskels ist ebenfalls ein in diesem Sinn wirkendes Mittel.

Bewegung trägt außerdem dazu bei, dass der Mensch entspannter und ausgeglichener wird und so zu erhöhtem Wohlbefinden gelangt. Dieses Wohlbefinden ist wiederum wichtige Voraussetzung für hohe geistige Leistungsfähigkeit.

3.2 Bewegen und Denken in Kombination

Bei fast allen Formen körperlicher Bewegung wird gleichzeitig die Wahrnehmung beansprucht, wenn auch in unterschiedlichem Umfang und in verschiedenen Bereichen. Oft sind außerdem koordinative Fähigkeiten wie Reaktion, Gleichgewicht, Orientierung, Rhythmisierung, Anpassung gefordert. Damit werden vielfach Gehirn und Denken trainiert. So kombiniert, also in der Verknüpfung von Bewegen und Denken, sind Übungen entsprechend intensiver wirksam.

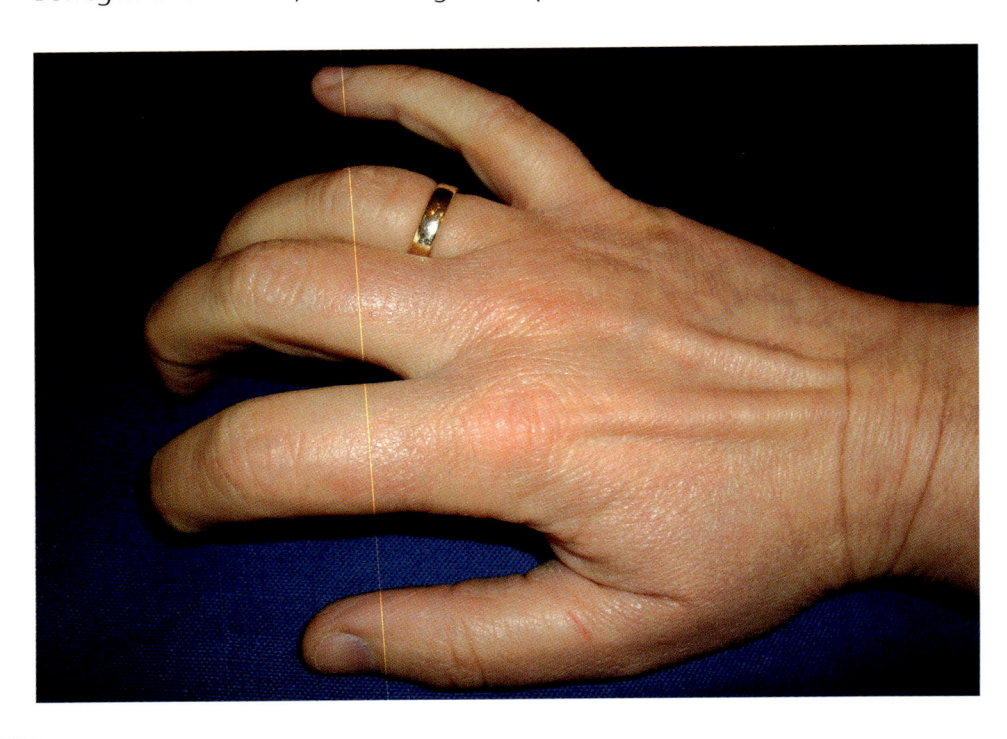

GEHIRNTRAINING UND BEWEGUNG «

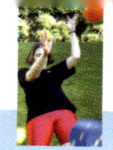

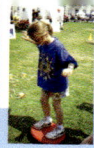

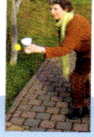

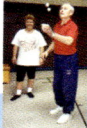

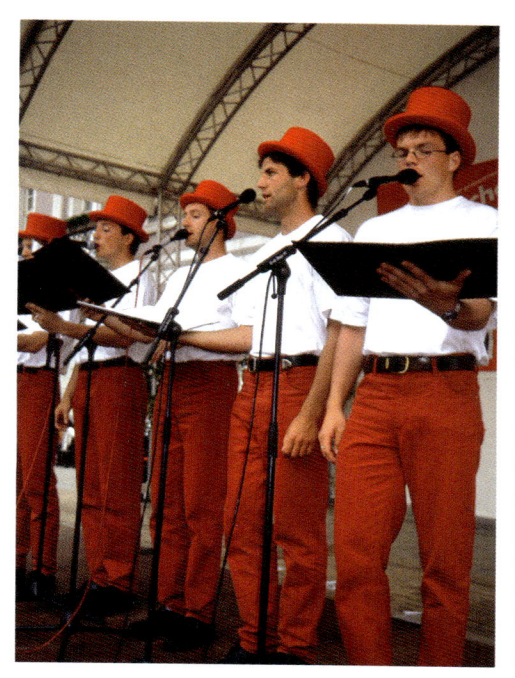

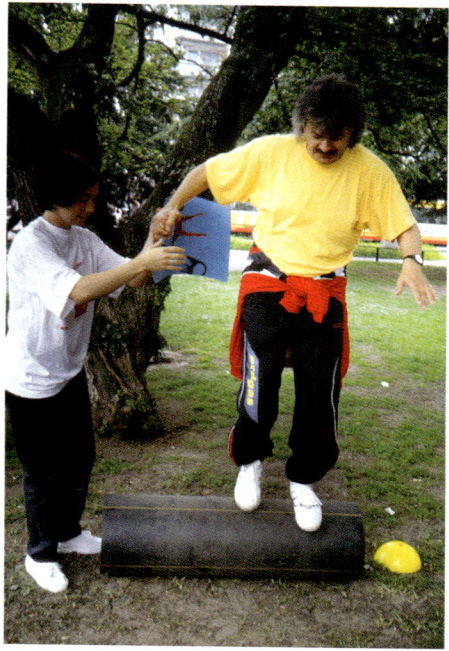

Wird zum Beispiel nur mit den Fingern auf den Tisch getrommelt, so ist die Durchblutung fördernde Wirkung dieser Bewegung unbestritten. Beim Fingertrommeln lässt sich das Denken weitgehend ausschalten, und die Wirkung wird allein durch die Bewegung erzielt. Die Effektivität einer solchen Übung lässt sich noch erhöhen, wenn die Aufgabe Fingertrommeln ergänzt wird durch eine weitere Aufgabenstellung, die das Mitdenken erfordert –, zum Beispiel Trommeln in bestimmter Reihenfolge der Finger oder Mitzählen, wie oft getrommelt wird etc.

Solche Bewegungsübungen, bei denen gleichzeitiges Verarbeiten von Informationen erforderlich ist, sind gerade im Turnen sehr verbreitet. Das Umsetzen

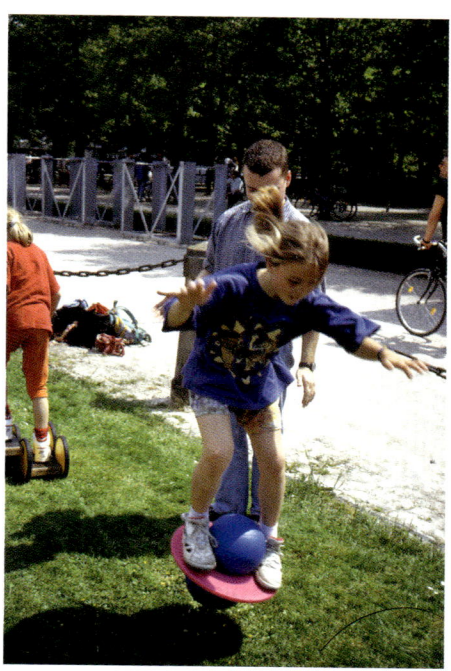

>> BRAINFITNESS

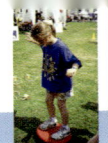

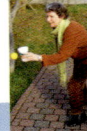

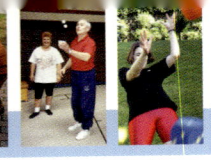

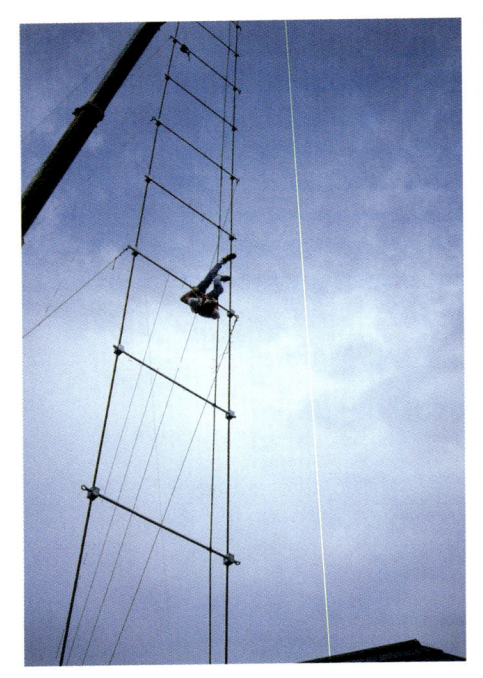

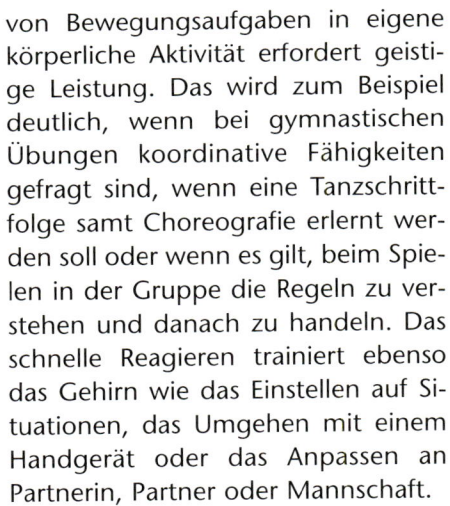

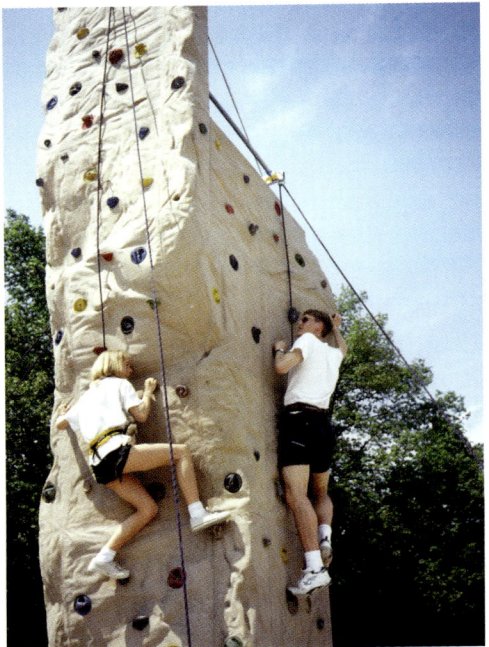

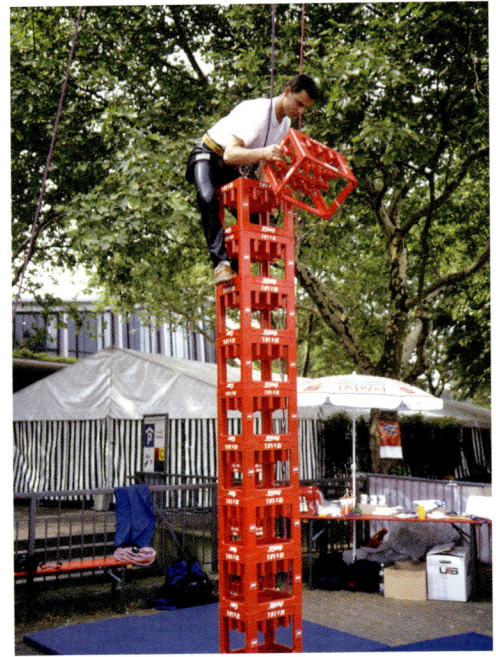

von Bewegungsaufgaben in eigene körperliche Aktivität erfordert geistige Leistung. Das wird zum Beispiel deutlich, wenn bei gymnastischen Übungen koordinative Fähigkeiten gefragt sind, wenn eine Tanzschrittfolge samt Choreografie erlernt werden soll oder wenn es gilt, beim Spielen in der Gruppe die Regeln zu verstehen und danach zu handeln. Das schnelle Reagieren trainiert ebenso das Gehirn wie das Einstellen auf Situationen, das Umgehen mit einem Handgerät oder das Anpassen an Partnerin, Partner oder Mannschaft.

GEHIRNTRAINING UND BEWEGUNG

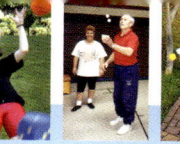

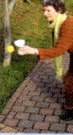

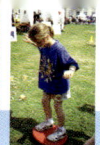

Sportliche Bewegung, vor allen Dingen das Turnen, ist also in der Regel auch eine Form von Gehirntraining. Oft genügen schon kleine Veränderungen in der Bewegungsaufgabe oder im Aufbau der Übungsstunde, um aus einem „bloßen" Bewegungstraining gleichzeitig ein Gehirntraining zu machen. Häufig können so die kognitive Ebene (schnelles Aufnehmen und Verarbeiten von Informationen) und die koordinative Ebene (schnelle und situationsangepasste Übertragung von geplanter Handlung in Bewegung) miteinander verknüpft werden.

Übungen mit folgenden Trainingsschwerpunkten sind im Zusammenhang von Bewegen und Denken besonders sinnvoll:

- Ausdauer,
- Beweglichkeit der Hände & Finger und Füße & Zehen, Feinmotorik,
- Koordination:
  - Reaktion,
  - Orientierung,
  - Rhythmus,
  - Gleichgewicht,
  - Anpassung an Partner und Gruppe,
  - Anpassung an Geräte,
  - Anpassung an (sich ändernde) Situationen (Umstellungsfähigkeit) und
  - Wahrnehmung.

Gelegentlich bieten Veranstaltungen und besondere Angebote Gelegenheiten, derartige Fähigkeiten zu erproben, zum Beispiel beim Turnen am Hochreck in schwindelnder Höhe, beim Kistenstapeln oder beim Erklimmen eines Kletterturms. Das regelmäßige Training jedoch geschieht seltener beim Betreiben solcher Aktivitäten, die meist eher als Attraktion eines Festes genutzt werden, denn als regelmäßiges Hobby. Regelmäßiges Training vollzieht sich vorrangig in der wöchentlichen Übungsstunde.

Häufig sind es hier vor allen Dingen Spielformen, die mehrere der o. a. Bereiche in Kombination trainieren.

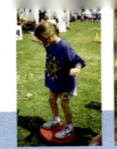

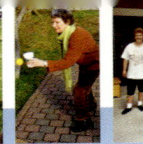

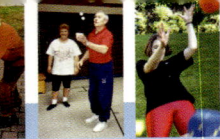

3.3 Soziale Kontakte und ihre Zusammenhänge mit geistiger und körperlicher Fitness

Die positiven Auswirkungen von Bewegung auf das Denken wurden bereits eingehend beschrieben. Die physiologischen Veränderungen sind unabhängig davon, ob die Bewegung allein als Einzelaktivität ausgeführt wird oder in der Gruppe. Für das allgemeine Wohlbefinden aber ist der soziale Zusammenhang sehr wohl von Bedeutung. Außerdem wird die geistige Aktivität erhöht, wenn die körperliche Betätigung in einer Gruppe erfolgt.

Sich aneinander anpassen, diskutieren, argumentieren, gemeinsam planen und entscheiden – das sind Prozesse, die das Gehirn auf Trab halten. Wer sich mit anderen auseinandersetzt, kann nicht ausruhen, erhält ständig neue Impulse. So entstehen neue Interessen und Aktivitäten. Die Bereitschaft, Neues zu versuchen, wächst in der Gruppe. Ein neues Spiel erlernen? Ein unbekanntes Sportgerät ausprobieren? Sich bei einer Veranstaltung mit einem Bewegungsprogramm auf der Bühne präsentieren? Allein erfordern derartige Vorhaben viel Mut. Gemeinsam ist es leichter, Hemmungen zu überwinden. Zusammen mit anderen machen Erfolge mehr Spaß und sind Misserfolge leichter zu verkraften.

Turnen und Sport im Verein zu betreiben heißt, sich in einer Gemeinschaft zu bewegen. Soziale Kontakte werden gefördert, und die Anregung zu weiteren Aktivitäten über die reine Bewegung hinaus ist beinahe automatisches Nebenprodukt. Wer in einer Vereinsgruppe aktiv ist, hat kaum eine Chance, sich dem „Risikofaktor geistige Trägheit" hinzugeben. Die Beteiligung an vielfältigen Unternehmungen, das Auseinandersetzen mit anderen Menschen – das Übereinanderärgern ebenso wie das Miteinanderfreuen – verhindern geistige Starre, lassen den im Volksmund so benannten (Alters-)Starrsinn gar nicht erst aufkommen und fördern Offenheit und Beweglichkeit, auch im übertragenen Sinn.

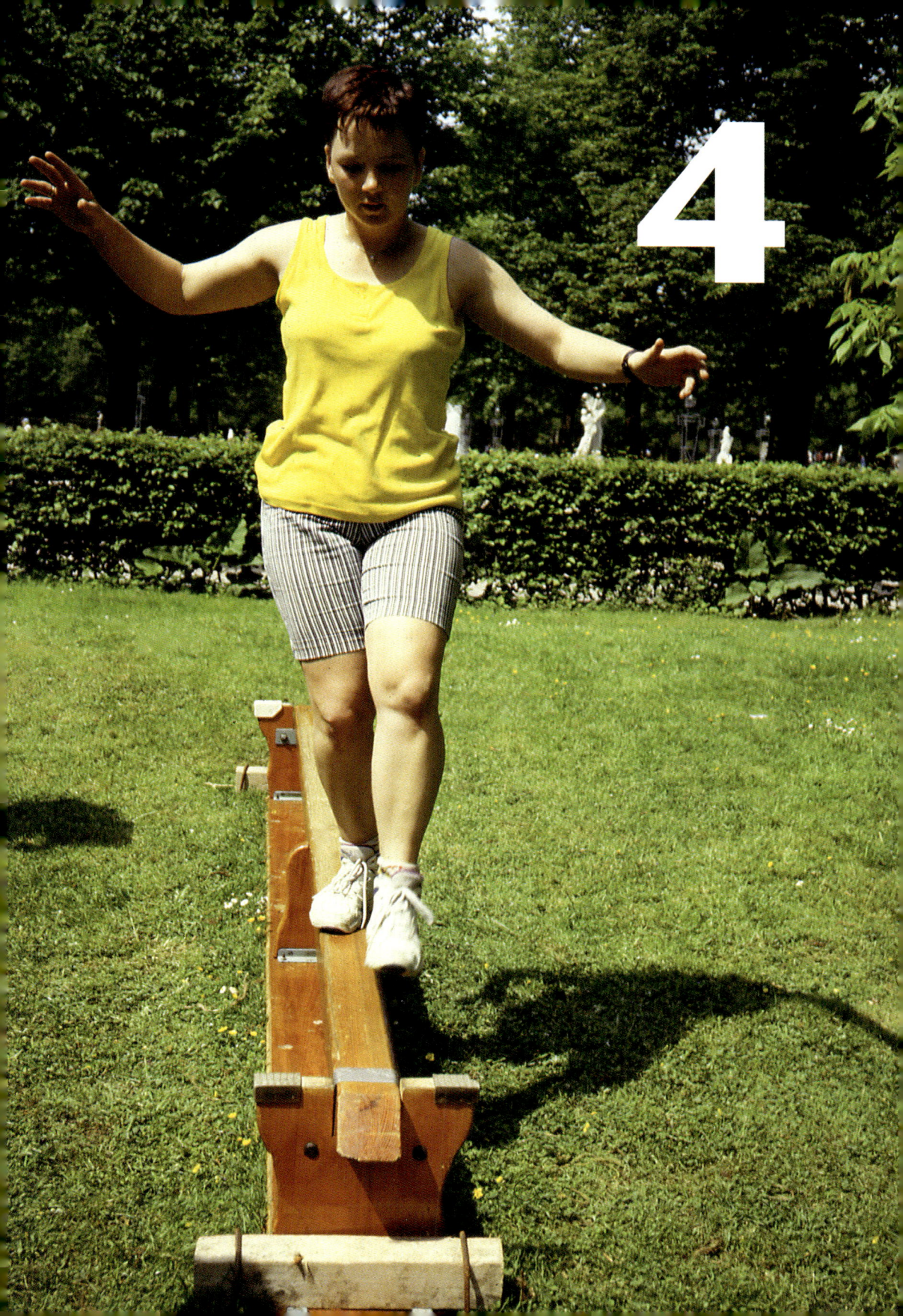

4

4 Das Gehirn

4.1 Die menschliche Schaltzentrale

Das Gehirn ist das wichtigste Organ des Menschen, die Schaltzentrale für alles Denken, Planen und Handeln. Hier gehen Reize aus der Umwelt ein. Hier werden sie verarbeitet. Und von hier gehen die Befehle für alle Handlungen aus. Das Gehirn macht uns Informationen aus der Umwelt bewusst und ermöglicht es uns, darüber nachzudenken. Trotz enormer Fortschritte in der Hirnforschung ist – auf Grund der Komplexität dieses Organs – noch lange nicht jede Windung und Furche erforscht.

Aber eine wichtige Erkenntnis wurde in den letzten Jahren gewonnen: Die früher verbreitete Annahme, dass mit zunehmendem Alter Gehirnzellen (Neurone) absterben, hat sich als falsch erwiesen. Aus dieser falschen Annahme war abgeleitet worden, dass geistige Leistungsfähigkeit zwangsläufig im höheren Alter abnehmen müsste. Heute ist jedoch bekannt, dass Gehirnzellen bis ins hohe Alter nachwachsen.

Entscheidend für das Funktionieren der Informationsverarbeitung ist jedoch weniger die Anzahl der Nervenzellen als vielmehr die Anzahl der Leitungen und Verbindungen (Synapsen) untereinander. Die Anzahl dieser Synapsen ist trainingsabhängig. Das heißt: Bei Reiz- oder Trainingsmangel sind es nicht die Nervenzellen, die absterben, sondern die Synapsen, die sich zurückbilden. Sie können aber durch gezieltes Training wieder ausgebildet werden.

Vernetztes Denken ist also in unserer Gesellschaft nicht nur im übertragenen Sinn vonnöten, sondern vor allen Dingen ganz konkret. Je mehr sich die Neurone in unserem Gehirn miteinander vernetzen, desto schneller können wir denken und desto kreativer werden wir.

Die Nervenzellen (Neurone) sind die kleinsten geschlossenen Einheiten des Gehirns. Nach derzeitigen Kenntnissen besitzt der Mensch über 100 Milliarden dieser Neurone (einige Schätzungen gehen sogar von bis zu einer Billion aus). Sie sind für den Informationsaustausch und das Lernen verantwortlich. Sie bestehen aus einem Zellkörper und einem Zellkern. Über zahlreiche Verästelungen (Dendriten) nehmen sie Informationen auf. Für die Weitergabe dieser Informa-

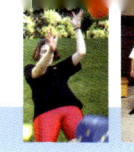

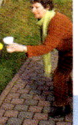

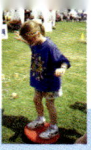

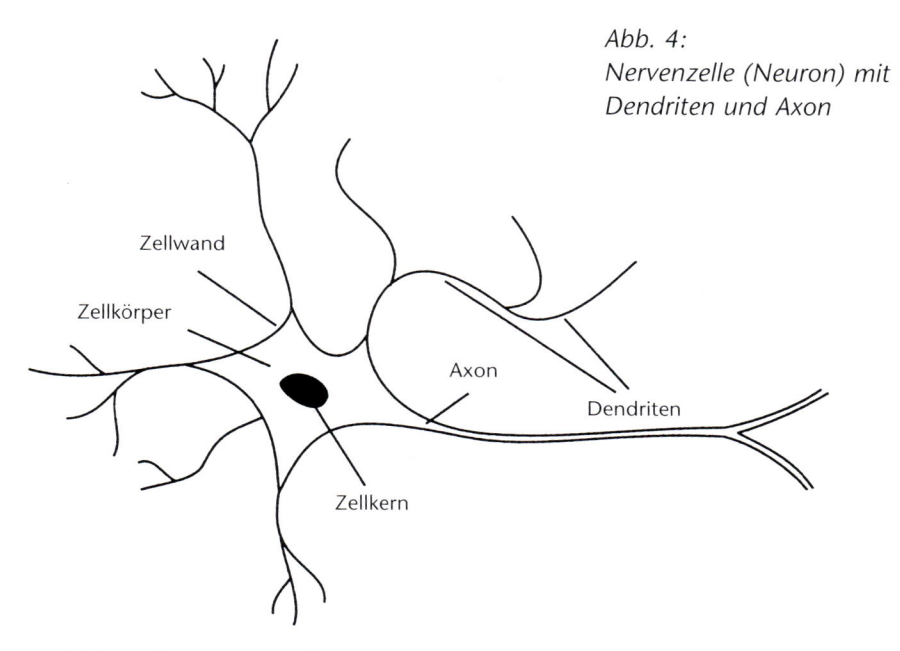

Abb. 4:
Nervenzelle (Neuron) mit Dendriten und Axon

Zellwand
Zellkörper
Axon
Dendriten
Zellkern

tionen ist jeweils Nervenzellfortsatz oder eine Nervenbahn (Axon) zuständig. Dieses verzweigt sich am Ende und stellt Verbindungen (Synapsen) zu anderen Zellen her, nimmt mit ihnen Kontakt auf. Die Nervenzellen kommunizieren miteinander durch die Freisetzung von chemischen Botenstoffen (Neurotransmittern). Eine einzelne Nervenzelle kann zwischen 1.000 und 10.000 solcher Synapsen bilden und damit Direktleitungen zwischen den Zellen herstellen. Die Anzahl dieser Direktleitungen ist wesentlich ausschlaggebend dafür, wie schnell Informationen weitergeleitet werden. Sind – bei einem geistig untrainierten Menschen – nur wenige Synapsen vorhanden, wird mehr Zeit für die Informationsübermittlung benötigt. Es entsteht die im Volksmund so bezeichnete sprichwörtliche „lange Leitung".

Bereits im Kapitel „Gehirntraining und Bewegung" wurde dargestellt, dass Bewegung sich positiv auf die Anzahl der Synapsen auswirkt.

4.2 Linke und rechte Gehirnhälfte

Beim Betrachten des Gehirns von oben lässt sich die Einteilung des Großhirns in eine linke und eine rechte Hälfte (Hemisphäre) erkennen.

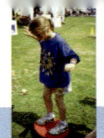

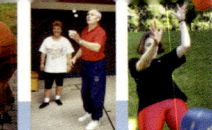

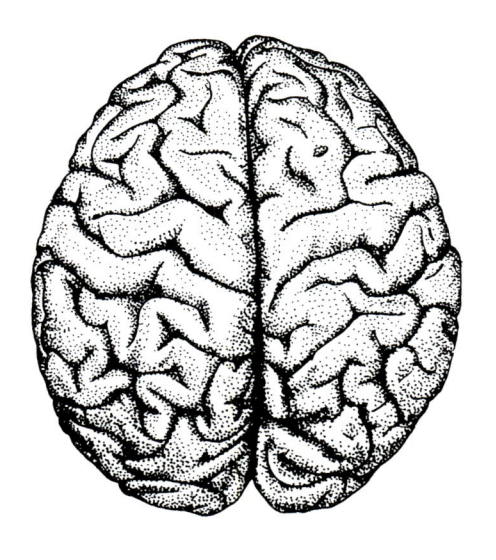

*Abb. 5:
Das menschliche Gehirn,
von oben gesehen*

Im Lauf der Entwicklung des menschlichen Gehirns haben die beiden Hirnhälften eine Art Aufgabenteilung untereinander vorgenommen. Sie haben sich spezialisiert.

So ist bei Rechtshändern die linke Hälfte hauptsächlich zuständig für alles logisch-analytische Denken, für Sprache und Schrift, Zahlen und Rechnen etc. Hier wird eins nach dem andern, Schritt für Schritt, bewusst verarbeitet.

Bei der Arbeit mit der linken Hirnhälfte empfinden wir Zeit und erleben Tätigkeiten oft als anstrengend. Wir ermüden leicht.

Die rechte Hälfte dagegen ist vorrangig die Musisch-Kreative. Sie betrachtet die Dinge eher ganzheitlich, intuitiv, zu großen Teilen nicht bewusst. In ihr werden Bilder und Symbole verarbeitet. Sie erfasst Farben, Musik, Mimik, Körpersprache usw. Automatisierte Handlungsabläufe gehen von hier aus.

Bei der Arbeit mit der rechten Hirnhälfte ist das Zeitempfinden weitgehend ausgeschaltet, und wir erleben die Tätigkeit nicht als anstrengend, oft sogar als erholsam.

Zwischen beiden Hirnhälften findet ein ständiger Informationsaustausch statt. Sie sind durch einen dicken Nervenstrang, den sogenannten *Balken*, miteinander verbunden. Sie arbeiten zusammen, obwohl sie unterschiedlich vorgehen.

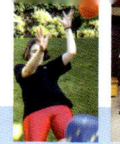

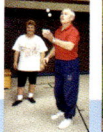

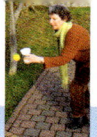

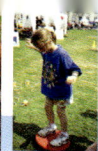

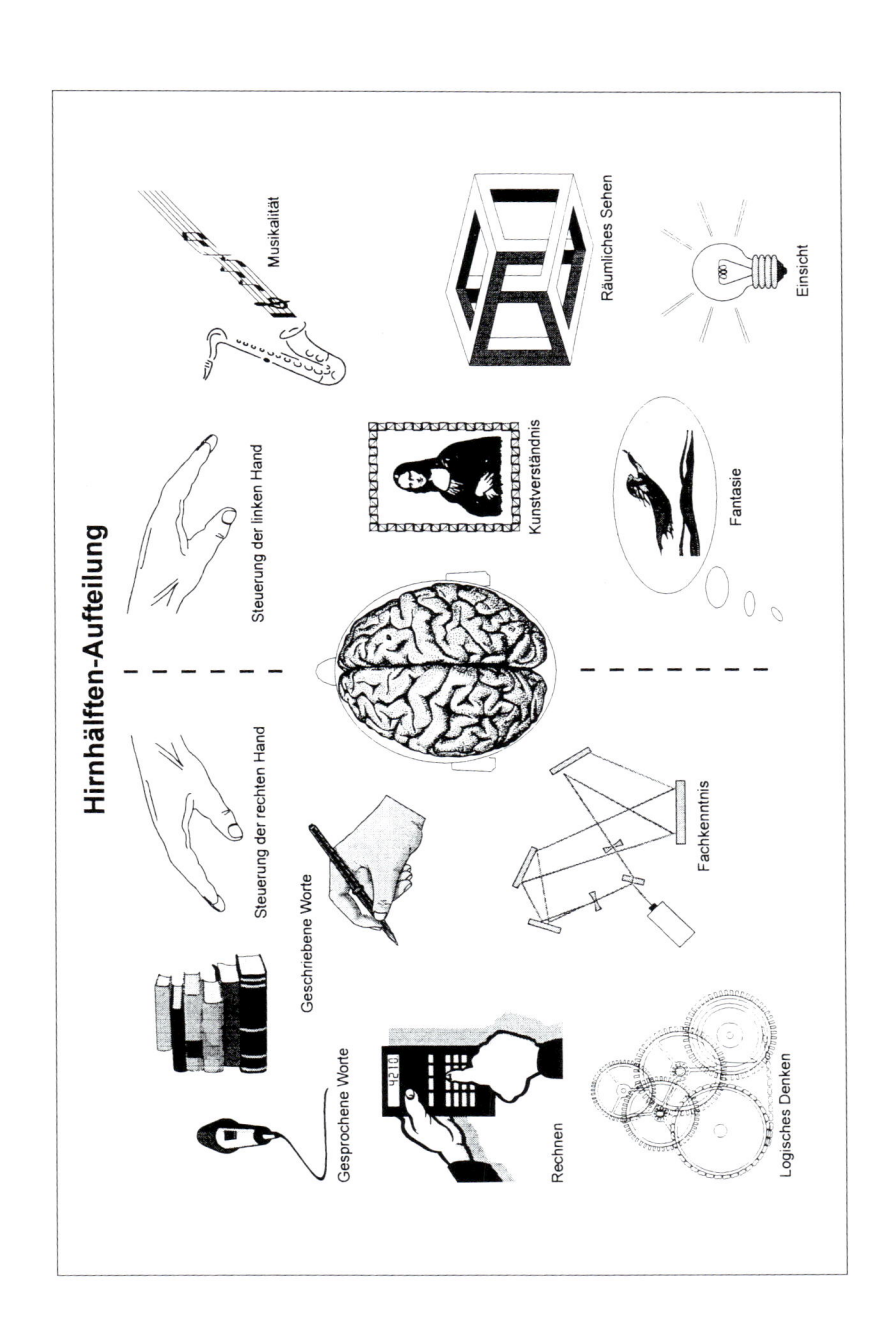

Abb. 6: Hirnhälftenaufteilung

>> **BRAINFITNESS**

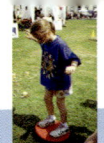

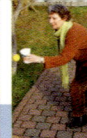

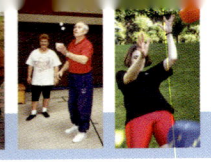

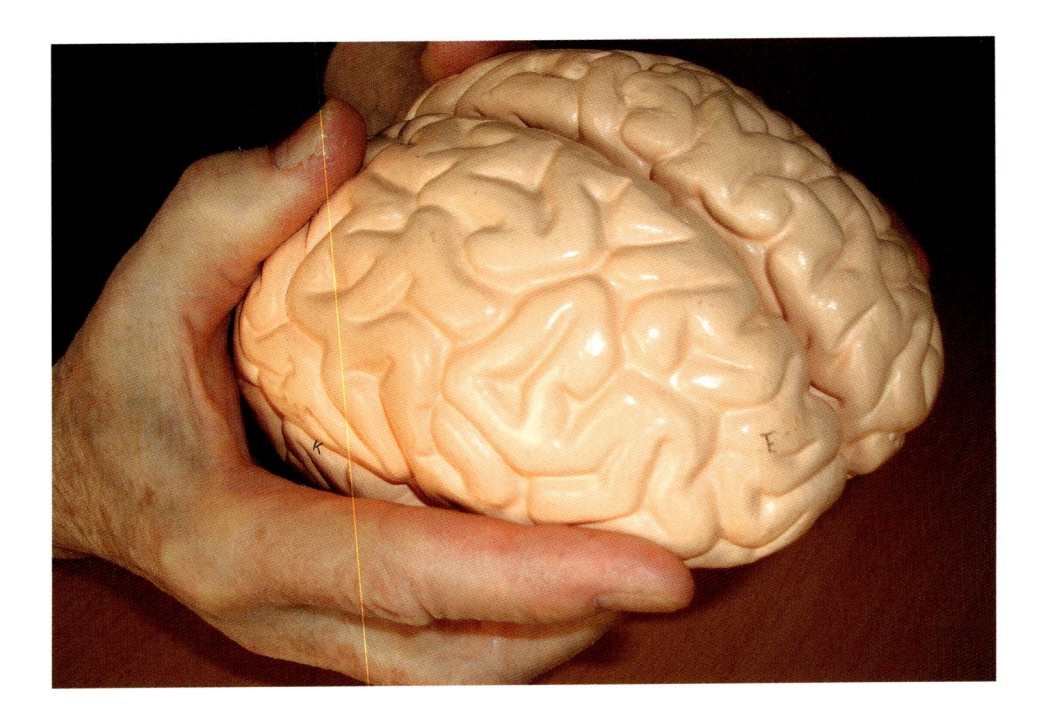

So ist die Einheit im Verhalten gewährleistet. Dennoch setzt sich meist eine Hälfte mehr durch als die andere; sie dominiert, ähnlich wie wir entweder Rechts- oder Linkshänder sind.

Im Alltag steht bei den meisten Menschen die linke Hemisphäre im Mittelpunkt der Beanspruchung. Sprache und Zahlen bestimmen einen großen Teil unseres Lebens. Umso wichtiger ist es, zwischendurch gezielt die rechte Hirnhälfte anzuregen und das Zusammenspiel beider Hemisphären zu trainieren.

Dies lässt sich über Bewegung sehr gut erreichen. Die motorische Steuerung der Körperseiten ist gekreuzt. Das bedeutet, dass die linke Hirnhälfte die rechte Seite lenkt und umgekehrt. Dies ist uns als gesunden Menschen in der Regel nicht bewusst. Sehr deutlich wird das Phänomen aber im Zusammenhang mit Erkrankungen, bei denen das Gehirn betroffen ist, zum Beispiel beim Schlaganfall. Liegt die Schädigung auf der linken Gehirnhälfte, so sind Lähmungserscheinungen auf der rechten Körperseite zu beobachten und gegengleich.

Eine wichtige Aufgabe haben in diesem Zusammenhang die Überkreuzbewegungen. Wird ein Körperteil der linken und gleichzeitig eines der rechten Körperseite bewegt, so sind automatisch beide Hirnhälften im Einsatz. Begegnen sich etwa im schnellen Wechsel linker Ellbogen und rechtes Knie und umgekehrt, so sind die Hemisphären zur Zusammenarbeit gezwungen. Je harmonischer derartige Bewegungsabläufe ausgeführt werden können, desto besser wird die körperliche Koordination insgesamt.

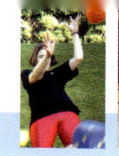

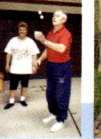

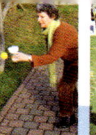

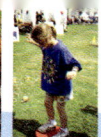

Doch nicht nur gegengleiche Bewegungen sind wichtig. Generell geht es um das Überkreuzen der Körpermittellinie. Diese gedachte Linie verläuft durch die Körpermitte vom Kopf über den Rumpf und das Becken. Sie endet zwischen den Fußsohlen. Es gilt, diese Linie mit Bewegungen der Hände, Arme, Beine und Füße zu überqueren. Auch die Augen können die Mittellinie überqueren, wenn sie Körperteile auf der anderen Seite beobachten, Bewegungen verfolgen.

Derartige Überkreuzbewegungen kommen im Alltag häufig vor. So ist es oft einfacher, zum Beispiel beim Fensterputzen über die eigene Körpermitte hinüberzuwischen, als den Lappen in die andere Hand zu nehmen und womöglich ein paar Schritte zur Seite zu gehen. Ähnliches geschieht bei sportlicher Bewegung, etwa bei Rückschlagspielen. Wer den Schläger in der rechten Hand hält, nimmt meist, ohne darüber nachzudenken, per Rückhand Bälle an, die links vom eigenen Körper ankommen.

Viele komplexe Handlungen wie Schreiben und Malen mit Diagonalen und Überkreuzungen (wie X oder 8), das Lesen, aber auch Flechten, Knoten, Schleifen binden usw. setzen eine gute Kooperation beider Hirnhälften voraus. Das ständige Hin und Her zwischen beiden Hirnhälften, der Informationsaustausch über den Balken, sorgt dafür, dass das Zusammenspiel immer besser funktioniert und Abläufe schneller und sicherer werden. Wer es schafft, beide Hirnhälften gleichermaßen zu nutzen, fühlt sich oft in der Balance und lernt leichter.

Im anderen Fall, wenn also das Überkreuzen nicht automatisch und harmonisch geschieht, lösen Menschen ihre Alltagsaufgaben auch. Doch dabei wird das Überqueren der Körpermittellinie dann oft kompensiert, indem die Betreffenden zusätzlich andere Bewegungen ausführen. Das heißt, sie begeben sich in eine andere Position oder bringen Gegenstände umständlich an einen anderen Ort. Das kostet Zeit, Aufmerksamkeit und viel Energie.

Es ist also in jedem Fall sinnvoll, möglichst viele Überkreuzbewegungen in einer Sportübungsstunde unterzubringen. So werden durch regelmäßiges Training Bewegungsabläufe im Alltag leichter und effektiver.

Bei der Bewegung werden häufig auch ohne Überqueren der Körpermittellinie beide Hirnhälften beansprucht. Vermittelt zum Beispiel die Übungsleiterin sprachlich eine Bewegungsaufgabe, so erfolgt die Aufnahme und Verarbeitung dieser Information überwiegend linkshirnig. Kommt dann aber die Körpersprache hinzu, wird Bewegungsausdruck mit aufgenommen, erfolgt eine musikalische Bewegungsbegleitung etc., so ist die rechte Hirnhälfte mit im Einsatz. Je besser schließlich eine Bewegungsfolge erlernt wird, je mehr sie automatisch abläuft, desto mehr tritt die linke Hirnhälfte in den Hintergrund, und die rechte bestimmt das Geschehen. Außerdem übernimmt das Kleinhirn einen Teil der Aufgaben, nämlich die Kontrolle der unbewusst ablaufenden motorischen Funktionen.

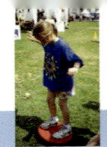

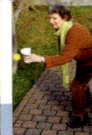

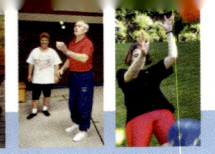

4.3 Zahlen und Fakten

- Das menschliche Gehirn wiegt durchschnittlich zwischen 1.200 und 1.500 g. Das männliche wiegt ca. 1.500, das weibliche ca. 1.250 g.
- Der Mensch hat im Verhältnis zu seinem gesamten Körpergewicht ein sehr großes Gehirn. Das Verhältnis Körpergewicht: Hirngewicht beträgt beim Menschen 50 : 1, dagegen zum Beispiel beim Krokodil 13.000 : 1.
- Jeden Tag durchfließen ca. 1.000 Liter Blut das menschliche Gehirn. Es braucht pro Tag ca. 70 Liter Sauerstoff. Der tägliche Zucker-(Glukose-)Verbrauch liegt bei rund 100 g. Er macht damit etwa die Hälfte des gesamtkörperlichen Glukoseverbrauchs aus.
- Schätzungen zur Anzahl der Nervenzellen (Neurone) im Gehirn reichen von ca. 100 Milliarden bis zu einer Billion. Frauen und Männer haben trotz unterschiedlichen Gehirngewichts die gleiche Anzahl an Nervenzellen.
- Jede dieser Nervenzellen kann zwischen 1.000 und 10.000 Synapsen bilden. Die Anzahl der Synapsen verändert sich im Lauf des Lebens und hängt von ihrer Beanspruchung ab.
- Das Gehirn verändert sich ein Leben lang. Bis ins hohe Alter hinein entstehen täglich neue Hirnzellen, die sich bei Aktivität zu neuen Netzwerken verbinden können.
- Das Wachstum neuer Neurone im Erwachsenenalter wird als „adulte Neurogenese" bezeichnet.
- Die Hirndurchblutung ist bei Frauen höher als bei Männern.
- Reize können mit einer Geschwindigkeit von bis zu 400 km/h weitergeleitet werden.
- Die linke Hirnhälfte (bei Rechtshändern) ist die logisch-analytische, die rechte die musisch-kreative. Beide arbeiten kooperativ und eng zusammen.
- Die beiden Hirnhälften sind über den sogenannten *Balken* (Corpus callosum) miteinander verbunden, der aus mehr als 200 Millionen Nervenfasern besteht.

5

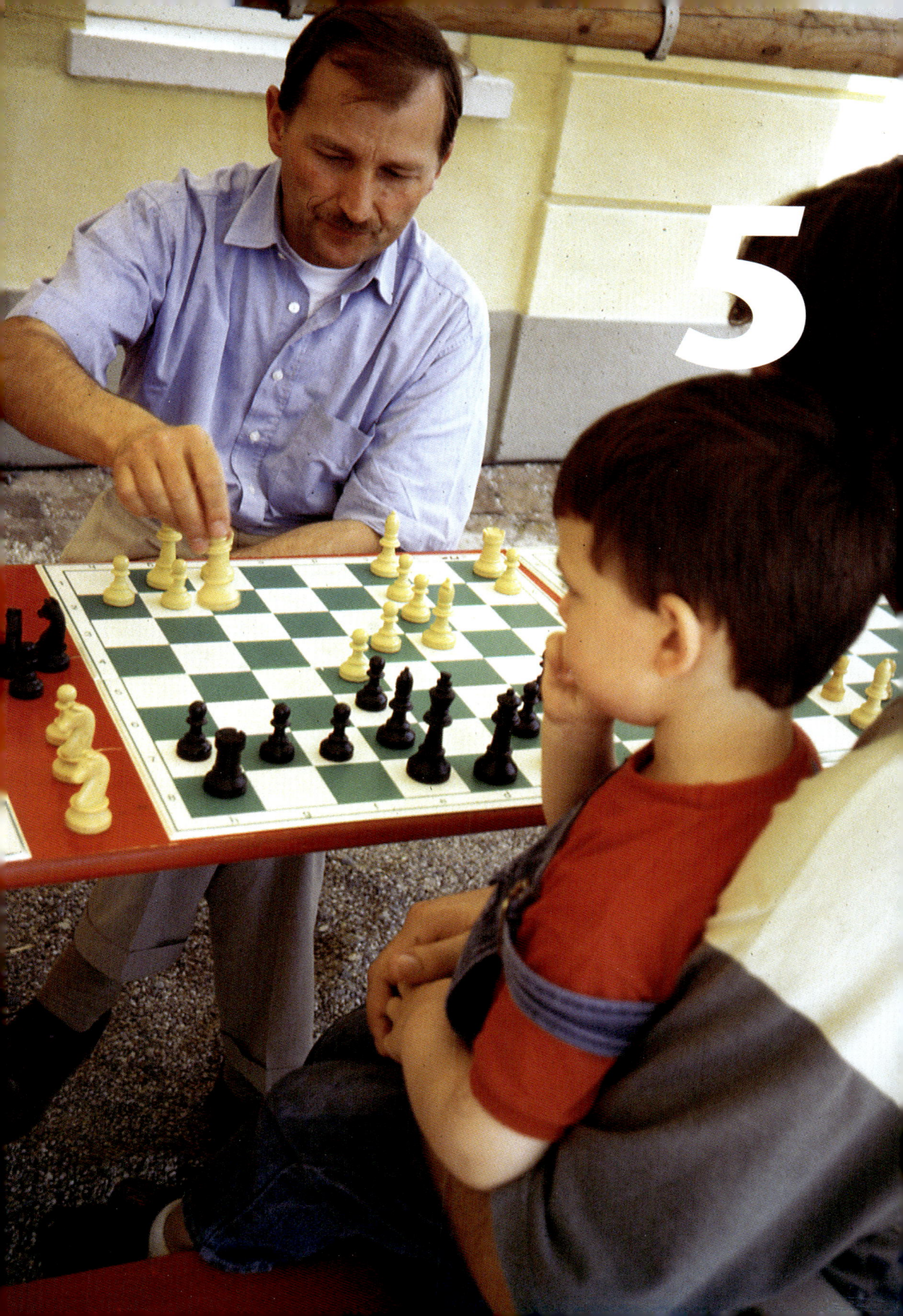

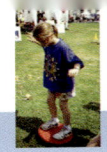

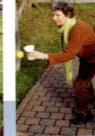

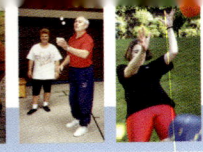

5 Was muss trainiert werden?
5.1 Kristallisierte und flüssige Intelligenz

Im Alltag wird meist sehr deutlich, in welchen Bereichen der Hirnleistung wir mit Problemen zu kämpfen haben. Meist bereitet es wenig Schwierigkeiten, sich an Dinge zu erinnern, die vor langer Zeit im Gedächtnis abgespeichert wurden und die uns wichtig sind. So vergisst ein gesunder Mensch nicht den eigenen Namen, aber auch nicht die Namen wichtiger Bezugspersonen. Die eigene Adresse ist ebenso ohne große Denkleistung abrufbar wie das Geburtsdatum. Etwas mehr Aufwand braucht es meist schon, sich zu erinnern, wie der Speisezettel gestern Mittag aussah. Die Frage, wie viel 4 x 7 ist, können wir ohne große Rechenoperationen beantworten, denn das kleine Einmaleins ist fest verankert. Ernsthaft rechnen müssen wir aber schon, wenn es darum geht, 4 durch 1,5 zu teilen – schließlich ist hier das Ergebnis nicht mehr so glatt. Bittet uns jemand, den Satz „Ohne Fleiß ..." zu vollenden, so ist das „... kein Preis" meist blitzschnell ausgesprochen. Sollen wir aber den vorletzten Satz unseres Gegenübers wiederholen, so fällt das oft schwer.

Kurz: Das, was wir über viele Jahre an Wissen und Erfahrung erworben, abgespeichert und immer wieder benutzt haben, können wir meist ohne viel Nachdenken sofort abrufen. Das so im Gedächtnis Gespeicherte wird auch als „kristalline Intelligenz" bezeichnet. Diese Informationen sind fest in unserem Gehirn verankert. Diese kristalline oder kristallisierte Intelligenz ist wenig störanfällig und ist oft im höheren Lebensalter sehr intensiv ausgeprägt. Sie ermöglicht den Rückgriff auf erlerntes Wissen und jahrzehntelange Erfahrung.

Schwierigkeiten im Alltag bereitet dagegen meist die „flüssige" oder „fluide Intelligenz". Sie ist dann zuständig, wenn wir Situationen bewältigen wollen, bei denen wir uns nicht auf Wissen und Erfahrung verlassen können. Flüssige Intelligenz ist gefragt, wenn aktuelle Probleme gelöst werden sollen, bei denen wir nicht auf frühere Erfahrungen zurückgreifen können. Die Orientierung im Straßenverkehr ist davon ebenso betroffen wie das Einspeichern neuer Informationen: Wie funktionierte doch noch das Programmieren des neuen DVD-Rekorders, was hat der Techniker eben gerade erklärt???

Der Volksmund spricht hier vom Kurzzeitgedächtnis, das oft nicht so funktioniert, wie wir uns das wünschen. Die Wissenschaft nennt das heute „Arbeitsgedächtnis", zumal hier nicht nur das eigentliche Gedächtnis einbezogen ist, sondern vor allen Dingen auch das Verarbeiten und das kurzzeitige Behalten von Informationen. Dieses Arbeitsgedächtnis verringert seine Kapazität spürbar bei Trainingsmangel und ist daher oft bei älteren Menschen herabgesetzt, wenn sie nicht gezielt für Reize sorgen.

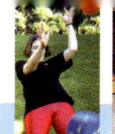

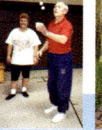

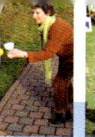

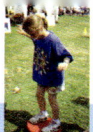

5.2 Die Informationsverarbeitung

Abbildung 7 zeigt das komplexe System menschlicher Informationsverarbeitung.

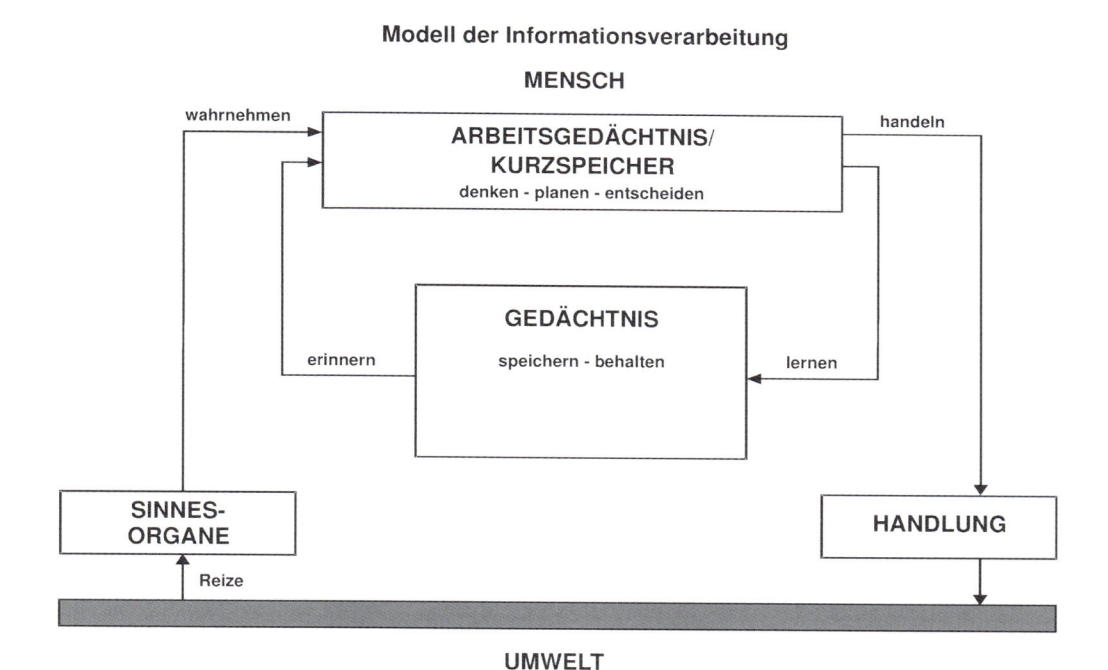

Modell der Informationsverarbeitung

MENSCH

- wahrnehmen → ARBEITSGEDÄCHTNIS/KURZSPEICHER (denken – planen – entscheiden) → handeln
- erinnern ← GEDÄCHTNIS (speichern – behalten) ← lernen
- SINNESORGANE — Reize — UMWELT — HANDLUNG

Abb. 7: Modell der Informationsverarbeitung[1]

1 Mod. nach: Lehrl, Siegfried, Fischer, Bernd & Lehrl, Maria; Reihe Gehirntraining: GeJo-Leitfaden. Ein Überblick über Gehirn-Jogging – Grundlagen und Anwendungen, Vless Verlag, Ebersberg 1990, S. 21).

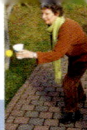

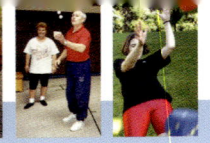

>> **BRAINFITNESS**

Reize aus der Umwelt werden über die Sinnesorgane aufgenommen und ins Arbeitsgedächtnis geleitet. Dieses bearbeitet die Informationen wenige Sekunden lang und setzt sie dann entweder in Handlungen um oder speichert sie ins Gedächtnis ein. Jede Information, die uns bewusst zur Verfügung stehen soll, muss im Kurzspeicher vorhanden sein, also gegebenenfalls aus dem Gedächtnis abgerufen werden. Das Arbeitsgedächtnis übernimmt das Denken und Planen, trifft Entscheidungen. Es ist quasi die Arbeitsinstanz des Gehirns, das Gedächtnis, das Archiv oder vergleichbar mit der Festplatte am Computer. Das Arbeitsgedächtnis wird auch als Zentrum flüssiger Intelligenz bezeichnet, während im Gedächtnis das Zentrum der kristallisierten Intelligenz angesiedelt ist.

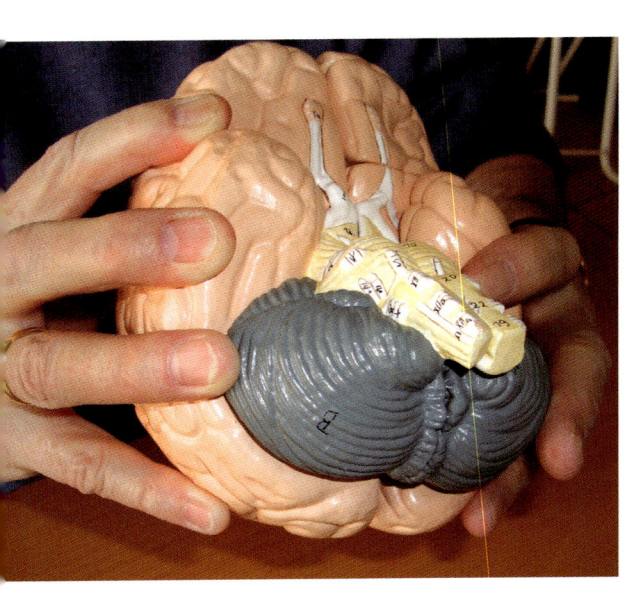

Jede Information hat also nach der Bearbeitung im Kurzspeicher zwei Möglichkeiten: entweder sie wird sofort in Handlung umgesetzt und ist damit für uns erledigt, oder sie wird im Gedächtnis abgelegt, damit sie von dort später wieder abgerufen werden kann.

In einer Turn- und Sportstunde können beide Situationen vorkommen. Kurze Handlungsanweisungen und Aufgaben werden von den Übenden aufgenommen und sofort in Bewegung, also Handeln, umgesetzt. Sie brauchen in der Regel nicht im Gedächtnis behalten zu werden. Geht es aber um das Erlernen eines Spiels, das in den nächsten Übungsstunden weiterentwickelt und trainiert werden soll, so ist es erforderlich, die Regeln im Gedächtnis abzuspeichern und sich in der nächsten Stunde möglichst vollständig daran zu erinnern. Wichtig ist das Behalten auch beim Einüben von Vorführungen etc.

5.3 Trainingsansätze und -methoden

Der Kurzspeicher bzw. das Arbeitsgedächtnis ist der Bereich, der - vor allen Dingen mit zunehmendem Lebensalter – intensiv trainiert werden muss.

WAS MUSS TRAINIERT WERDEN?

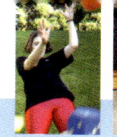

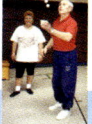

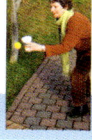

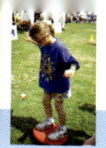

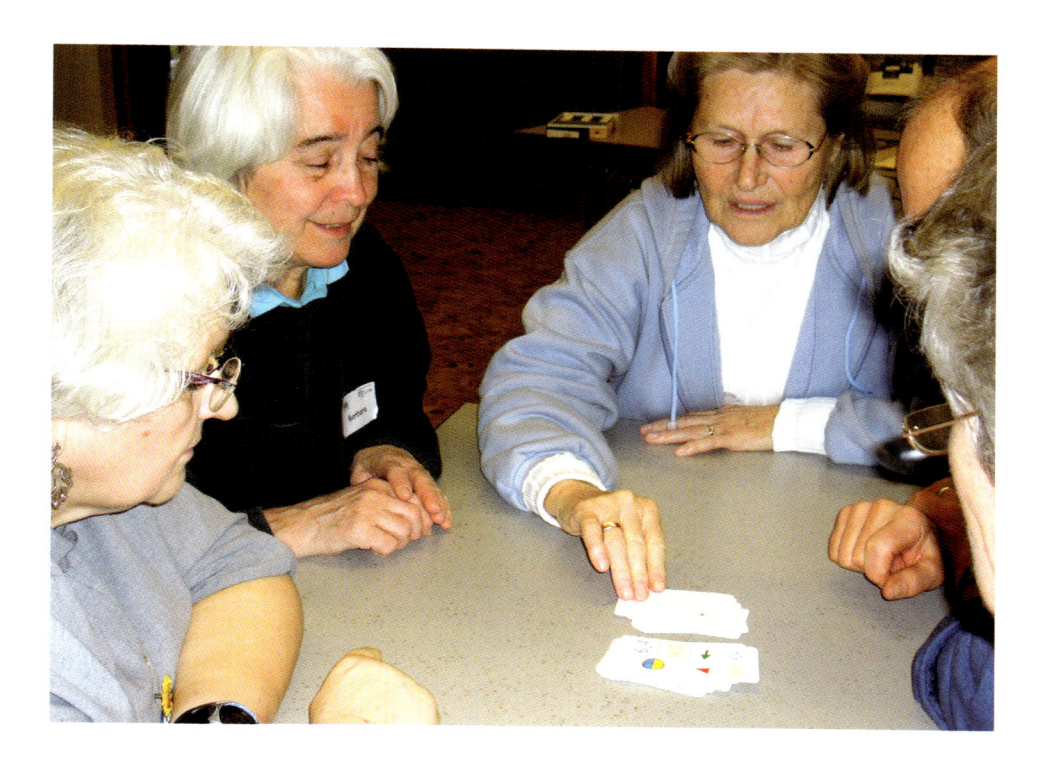

Es gibt verschiedene Möglichkeiten und Methoden, das Gehirn zu trainieren. Zunächst ist es immer sinnvoll, sich im Rahmen allgemeiner unspezifischer geistiger Aktivierung fit zu halten. Dies kann mit der Pflege vielseitiger Hobbys und Interessen geschehen. Lesen ist eine gute und sinnvolle Möglichkeit, sich geistig beweglich zu halten. Auch Gesellschaftsspiele sind nicht nur Zeitvertreib, sondern gleichzeitig aktivierender Faktor. Viele dieser Aktivitäten bieten Gelegenheit, mit anderen Menschen zusammenzukommen, Gemeinschaft und Geselligkeit zu pflegen. Gerade bei Turnen und Sport im Verein sind solche Treffen oft willkommene Abwechslungen im Alltag.

Zahlreiche Methoden wurden in den letzten Jahren entwickelt, um geistige Fähigkeiten zu trainieren. Jede setzt andere Schwerpunkte, übt mit unterschiedlichen Verfahren. Was der einzelne Mensch für sich auswählt, ist abhängig von der Zielsetzung. Konzentrationstraining, Lerntechniken und -strategien, Assoziationsübungen etc. werden ebenso angeboten wie Kreativitätsschulung oder Mnemotechniken, deren Anwendung zu absoluter Leistung und zu Rekorden bis hin zu Gedächtnisweltmeisterschaften führen kann. Je nach Interessen und Neigungen kann das eine oder andere ausgesucht und praktiziert werden. Viele Methoden ergänzen sich und sind in der Kombination durchaus sinnvoll. Wichtig ist jedoch, dass zunächst die Grundfunktionen des Gehirns geübt werden. Sind die Grundfunktionen trainiert und ist damit die Kapazität des Kurzspeichers bzw. des Arbeitsgedächtnisses zufriedenstellend, dann können die Anforderungen des Alltags gut bewältigt werden, und spezielle Techniken lassen sich aufbauend leichter erlernen und ausüben.

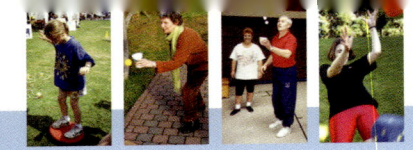

Es gibt eine große Vielfalt an Übungsmaterial auf dem Markt – als Buch oder Zeitschrift, als CD oder als Spiel. Ein Angebot an Kursen im Hinblick auf die Merkfähigkeit und die aktuellen Probleme damit im Alltag ist heute fast überall zu finden. Die Begriffe in den Ausschreibungen geben jedoch nicht immer eindeutig Auskunft über die angewandten Methoden der Kursleiterinnen und -leiter. Gehirn-Jogging, Gedächtnistraining, Mentales Aktivierungstraining, Integratives Hirnleistungstraining … Die Lektüre von Programmheften mit Kursangeboten liest sich sehr abwechslungsreich. Zum Teil ist die Wortwahl geprägt von den Verbänden, denen die Trainerinnen und Trainer angehören, zum großen Teil entspringt sie der Fantasie der Anbieter.

Die Landschaft der Begriffe ist unübersichtlich und zum Teil verwirrend. Am neutralsten erscheint „Gehirntraining". Ein wissenschaftlich verbreiteter und korrekter Begriff ist „Hirnleistungstraining". Dieser wird jedoch in der Öffentlichkeit oft vermieden, weil viele Menschen sich vom Wortteil LEISTUNG abschrecken lassen, der oft Ängste vor Vergleichen und Tests schürt. Tatsächlich geht es beim Hirnleistungstraining nicht etwa wie im LEISTUNGS-Sport um den gegenseitigen Vergleich, um Wettkampf und Rekorde, sondern um die PERSÖNLICHE Leistung des oder der Einzelnen. Das heißt, die ganz persönliche geistige Leistungsfähigkeit wird trainiert und so erhalten oder nach Möglichkeit gezielt verbessert.

Da aber Menschen gerade im Zusammenhang mit ihrer geistigen Leistungsfähigkeit meist sehr sensibel sind, Vergleiche scheuen und Blamagen fürchten, wird in vielen Kursausschreibungen der Inhalt anders um- und beschrieben.

Gezieltes Training – meist in geselliger Runde – bietet das vor allem in der Altenarbeit vielerorts seit Jahrzehnten bekannte „Gedächtnistraining", ursprünglich nach Dr. med. Franziska Stengel. Mit verschiedenen Kategorien von Spielen, Rätseln und Denkaufgaben wird hier geistige Regsamkeit gefordert und gefördert. Freude und Spaß stehen dabei im Mittelpunkt. Oft werden hier bekannte Sprichworte zum Trainingsinhalt, aber es sind auch Kreativität und Fantasie gefragt, und das Assoziieren – das Entwickeln von Gedankenverbindungen – wird geübt. Hohen Stellenwert hat dabei das Training der Wortfindung. Vielfach bietet sich

WAS MUSS TRAINIERT WERDEN?

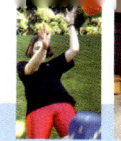

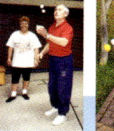

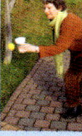

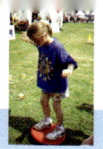

beim Gedächtnistraining Gelegenheit, früher erlerntes Wissen anzuwenden, zum Beispiel, wenn es darum geht, Oberbegriffe für bestimmte Wortgruppen zu finden oder zu erraten, welcher Begriff nicht zu den anderen genannten passt. Beim Gedächtnistraining ist viel von der bei älteren Menschen oft sehr ausgeprägt vorhandenen kristallisierten Intelligenz gefragt.

Einen anderen Ansatz hat die in den 1980er Jahren unter dem Begriff „Gehirn-Jogging" bekannt gewordene Methode, die sich damals nach ihren Begründern auch als „Fischer-Lehrl-Methode" einen Namen machte. Wissenschaftlich ist darunter ein „Mentales Aktivierungs-Training (MAT)" zu verstehen. Dieses wird, abhängig von der Zuordnung zu verschiedenen Verbänden und mit teils unterschiedlicher Schwerpunktausrichtung, auch als „Integratives Hirnleistungstraining (IHT)" bezeichnet. Es handelt sich dabei um ein gezieltes Hirnleistungstraining, mit dem in kurzer Zeit – ca. 5-10 Minuten pro Tag – eine optimale Ausgangsbasis für geistige Leistungsfähigkeit geschaffen wird. Mit verschiedenen Übungen wird in erster Linie das Arbeitsgedächtnis trainiert. Bei den Basisübungen werden vor allem inhaltslose Zahlen, Buchstaben und Symbole verwendet. So steht das mechanische Trainieren im Mittelpunkt, und es erfolgt keine Ablenkung durch Nachdenken über Sinnfragen. Beim Gehirn-Jogging, Mentalen Aktivierungs-Training bzw. Integrativen Hirnleistungstraining geht es vorrangig um das Training von Grundfunktionen des Gehirns. Damit wird eine Ausgangsbasis geschaffen, mit der später andere Methoden ergänzend kombiniert werden können. Gehirn-Jogging ist quasi das „Warmlaufen" für eine anschließende geistige Tätigkeit - wie die Erwärmung vor jeder sportpraktischen Aktivität.

Immer mehr nähern die Methoden sich in ihren Kernbereichen einander an. Dabei steht eindeutig das Arbeitsgedächtnis auf Grund seines hohen Alltagsbezugs im Mittelpunkt. Außerdem bilden die einzelnen Verbände und Institutionen unterschiedliche Schwerpunkte in ihrer Arbeit, zum Teil mit Zusatzqualifikationen der Trainerinnen und Trainer. Das können Lernstrategien, Entspannungstechniken, Kreativitätstraining usw. sein.

Begleitend werden neben dem Training der Grundfunktionen von Gehirn und Gedächtnis in allgemeinen Kursen heute beinahe überall Wahrnehmungsübungen angeboten. Ebenso gehört Bewegung, vor allem in Form von Fingerübungen und Reaktionsspielen, meist zum Standardprogramm.

Immer größer wird der Anteil derjenigen, die ihr Gehirntraining regelmäßig allein zu Hause absolvieren. Manchmal geschieht das nach der Teilnahme an einem speziellen Kurs. Für die Absolventinnen eines solchen Kurses ist meist klar, dass eine kurze Bewegungsphase den Auftakt einer jeden Trainingseinheit bilden sollte. Erst nach einer – im Kurs erlernten – Fingerübung, Gleichgewichtsaufgabe o. Ä. stellt sich der Übende den geistigen Aufgaben.

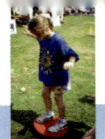

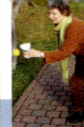

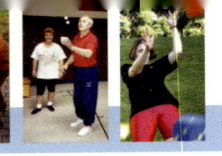

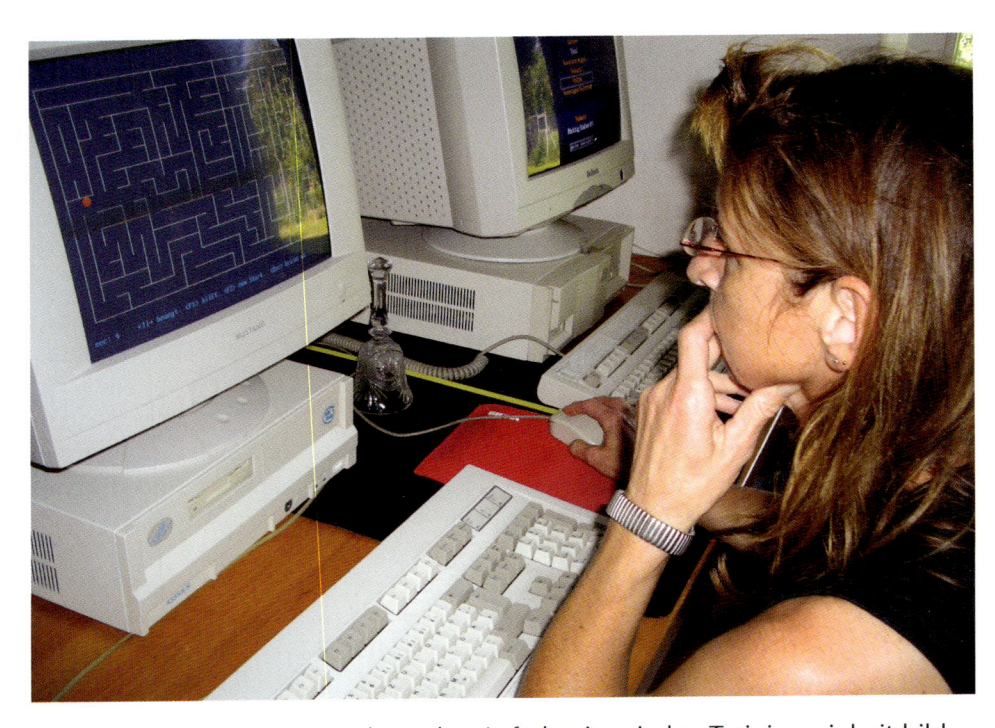

Mit Kartenspielen wie dem Vielspiel (siehe dazu auch Kapitel 9, S. 118ff.), Zeitschriften und Büchern werden dann die jeweiligen Trainingseinheiten gestaltet. Immer größer wird der Anteil derjenigen, die am Computer arbeiten. Für diejenigen steht ein breites Angebot an PC-Trainingsaufgaben auf CD zur Verfügung. Es ist aber nicht zwingend nötig, sich dafür ein eigenes Programm anzuschaffen. Wer einen Internetzugang hat, findet eine Vielzahl von kostenfreien Übungsmöglichkeiten.

Einen Parcours mit Gehirntrainingsaufgaben hat die Denk-Werkstatt®, Bettina M. Jasper, für den Deutschen Olympischen Sportbund (DOSB) zusammengestellt. Unter www.richtigfitab50.de/rf50/gehirnsport ist eine Reihe von am PC zu lösenden Aufgaben zu finden. Auf der Internetseite gibt es außerdem viele weitere Informationen rund um den Sport.

6

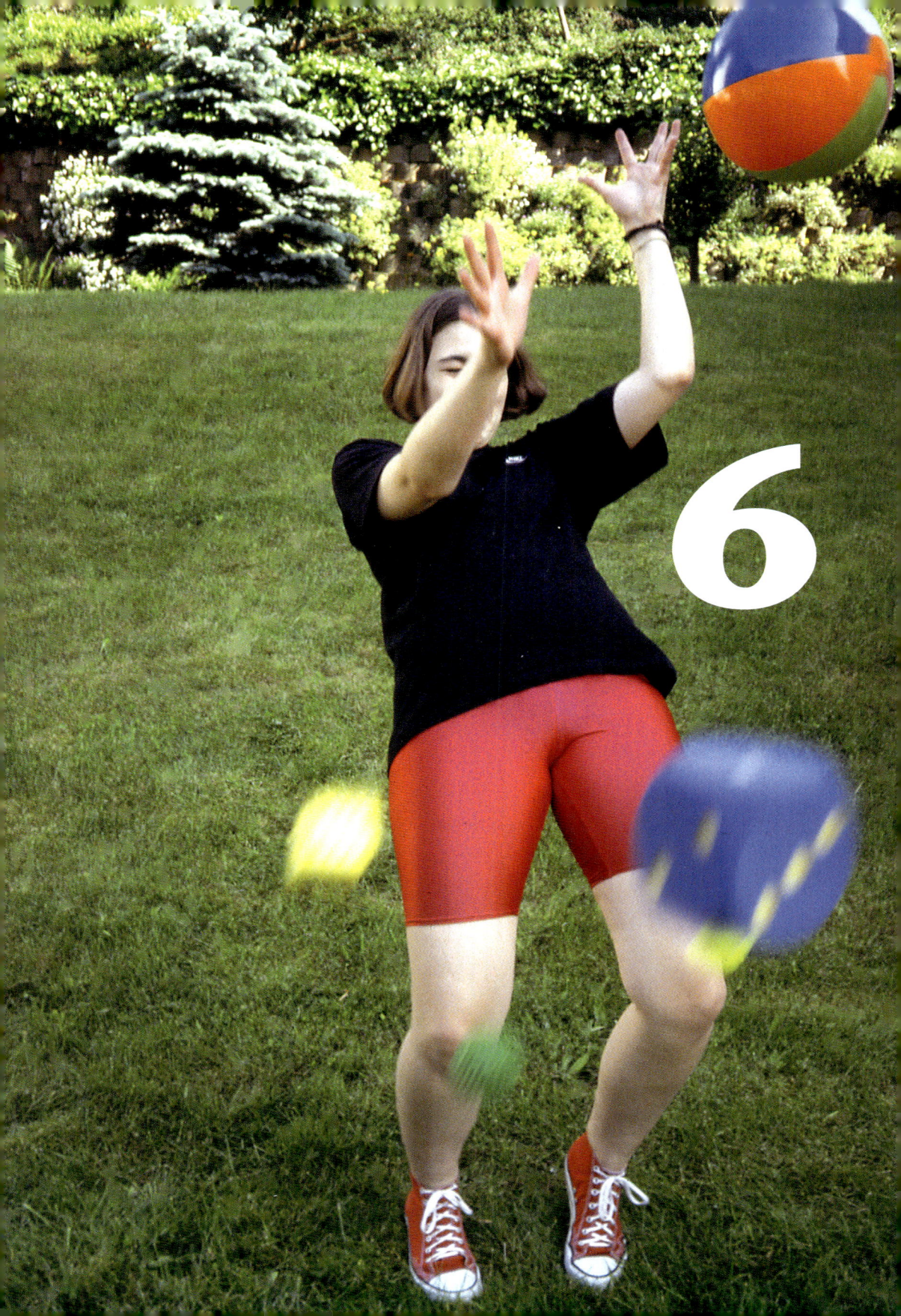

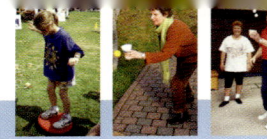

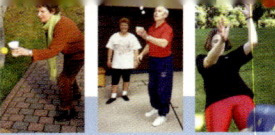

6 Grundfunktionen des Gehirns

Es werden fünf verschiedene Grundfunktionen des Gehirns – auch als informationspsychologische Grundgrößen bezeichnet – beschrieben:

- Informations-Verarbeitungs-Geschwindigkeit,
- Merkspanne,
- Basis-Lern-Geschwindigkeit (auch: Kurzfristiges Behalten),
- Gedächtniskapazität und
- Durchhalteleistung.

Die beiden ersten sind im Gesamtsystem die wichtigsten, denn sie bilden gemeinsam – als Produkt – die Kapazität des Kurzspeichers bzw. des Arbeitsgedächtnisses, die – wie bereits im vorangehenden Abschnitt 5.3 „Trainingsansätze und -methoden" erwähnt – besonders trainiert werden müssen.

Was konkret unter den einzelnen Begriffen zu verstehen ist und wie diese Funktionen trainiert werden können, wird im Folgenden erläutert.

6.1 Informations-Verarbeitungs-Geschwindigkeit

Bei der Informations-Verarbeitungs-Geschwindigkeit handelt es sich um den Zeitraum, der benötigt wird, um Informationen oder Reize aus der Umwelt über die Sinnesorgane wahrzunehmen, im Arbeitsgedächtnis/Kurzspeicher zu bearbeiten – also darüber nachzudenken –, und schließlich nach erfolgter Entscheidung darauf zu reagieren, das heißt zu handeln.

Im Alltag wird diese Grundfunktion/Grundgröße des Gehirns vor allen Dingen im Straßenverkehr benötigt. Wir gehen oder fahren auf eine Ampel zu. Das Licht schaltet auf Rot. Wir nehmen das rote Licht (Reiz aus der Umwelt) mit den Augen (Sinnesorgan) wahr, bearbeiten die Information im Kurzspeicher (denken kurz über die Bedeutung nach), rufen schnell aus dem Gedächtnis die dort gespeicherte Information zum roten Licht ab, verknüpfen sie mit der aktuellen Wahrnehmung und setzen das Ergebnis des Denkens, die Entscheidung – die Notwendigkeit, stehen zu bleiben – schließlich in Handeln um und bremsen uns selbst oder das Fahrzeug. Dies gilt vor allem für Fahranfänger. Später werden diese Vorgänge mehr und mehr automatisiert und so zu großen Teilen von der rechten Hirnhälfte übernommen. Das bedeutet, dass wir vielfach gar nicht mehr über diese Handlungen nachdenken, keine bewusste Entscheidung mehr treffen.

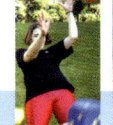

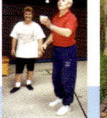

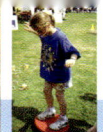

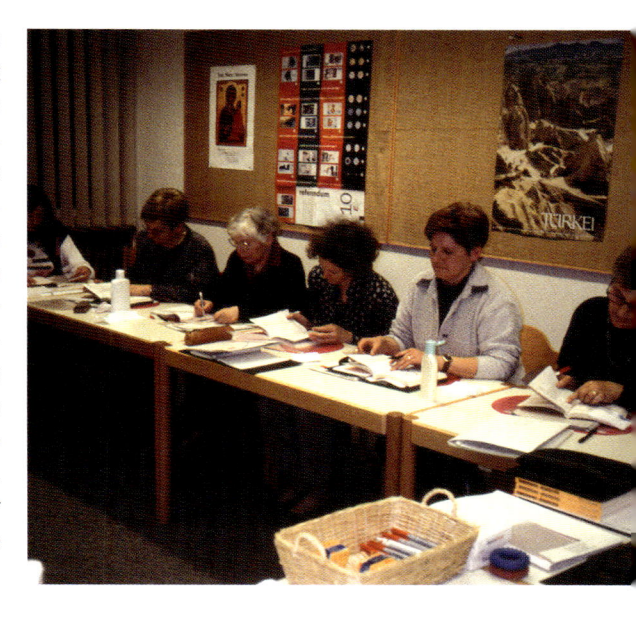

Stark gefordert sind wir dagegen auch als routinierte Autofahrerinnen, wenn wir uns in unbekannter Umgebung orientieren und gleichzeitig auf den fließenden Verkehr achten müssen. Dann gilt es, ständig neue Entscheidungen zu treffen. Auf dieser Straße bleiben? Rechts abbiegen? Links abbiegen? Den Ansagen des Navigationssystems folgen oder doch lieber einen anderen Weg nehmen? Gleichzeitig die am Straßenrand spielenden Kinder im Blick haben, auf den entgegenkommenden Verkehr achten, Verkehrszeichen lesen und befolgen …

Ähnlich komplizierte Abläufe geschehen in ungeheurem Tempo in jeder Übungsstunde, bei der es ständig gilt, aktuelle Informationen zu verknüpfen und situationsangemessen zu reagieren.

Klassische Basisübungen zum Training der Informationsverarbeitungsgeschwindigkeit sind so genannte *Durchstreichübungen*. Dabei gilt es, nach immer wechselnden Vorgaben und Mustern bestimmte Zahlen-, Buchstaben- oder Symbolkombinationen schnell zu erkennen und durchzustreichen. Es soll immer zügig gearbeitet werden, auch auf die Gefahr hin, dass einzelne Zeichen übersehen werden. Benutzen Sie möglichst einen farbigen Stift, damit Sie Gestrichenes besser von den gedruckten Zeichen unterscheiden können.

Nach dem ersten schnellen Durchgang sollten Sie die durchgestrichenen Zeichen zusammenzählen und jeweils als Ergebnis am Ende einer Spalte oder Zeile vermerken. Anschließend folgt der zweite, der Kontrolldurchgang. Wenn Sie wirklich zügig gearbeitet haben, werden Sie bestimmt noch nachträglich einige Zeichen entdecken, die hätten gestrichen werden müssen. Hier einige Beispiele:

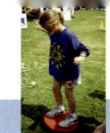

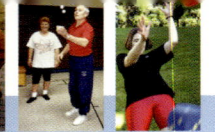

Beispiel 1 – Durchstreichübung

Gehen Sie die folgenden Spalten zügig von oben nach unten durch. Streichen Sie jeweils, wenn gleiche Zeichen, wie im Muster darüber, angeordnet sind:

40	3~~1~~	2~~7~~2	DK~~LL~~	~~K~~TEK
~~33~~	~~14~~	~~717~~	RL~~L~~A	R~~K~~KU
~~59~~	~~45~~	~~151~~	PDXE	LMEZ
22	90	905	EOÜT	STIP

Spalte 1	Spalte 2	Spalte 3	Spalte 4	Spalte 5
48	18	341	ASTT	SNBM
00	84	759	RTTE	EPÜE
58	29	585	OPFG	TEER
72	42	028	GGSI	XVUK
~~33~~	23	371	AQLM	ASLA
99	71	727	RXDD	RAAI
17	55	508	WDDÖ	TUBM
32	50	473	ZUTF	OZMU
55	21	502	VBEU	QERQ
61	13	010	MURR	PQQU
94	44	642	CRRE	ZUITN
66	39	252	HBNA	WDRE
38	92	585	AKLL	DURD
72	47	838	BLLE	FDDL
55	36	901	TBGH	BOKS
17	63	364	UOAL	SFVB
44	52	565	ZUBB	NCCS
80	17	142	ABBI	UOTR

Beispiel 2 – Durchstreichübung

Gehen Sie die folgenden Zeilen zügig von links nach rechts durch. Streichen Sie in jeder Zeile die Zeichenkombination, die jeweils über der Zeile angegeben ist:

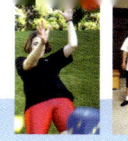

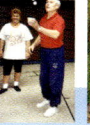

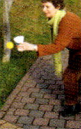

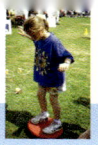

482
4598458946789487511984968463482485748780248245874968793692348284

GAN
FGKJGFGFQNALHGANAUEÖRFÖLMEWENGANZSDÖTZQIGAMTGBUMGANGNAIZE

tz
kleflkmlkjklrtztjglkgjtztzkjlkfzkzfzmasvebhnfekznartzkrtzkjaö

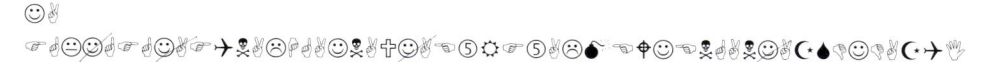

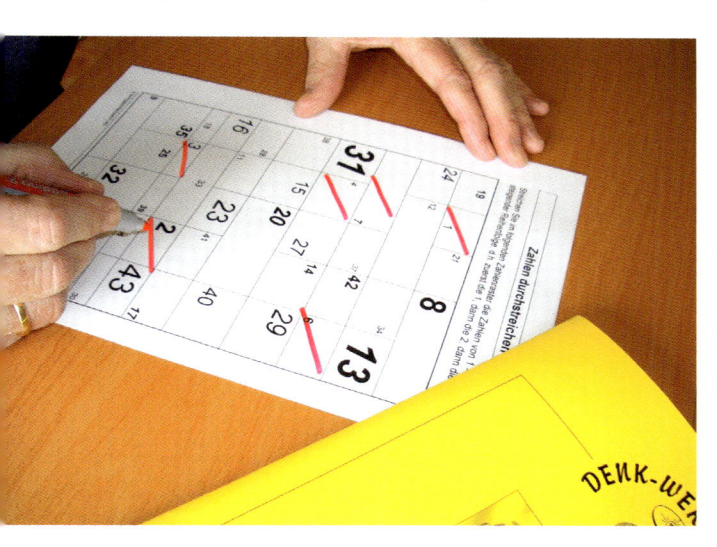

Solche Übungen werden in der Regel bei Kursen oder als Einzeltraining mit Arbeitsblättern, das heißt am Tisch und nicht in der Fortbewegung, durchgeführt. Elemente daraus lassen sich aber mit Übungen in der Turnhalle verknüpfen und in veränderter Form in die Übungsstunde einbringen. Beispiele dazu sind in Kapitel 7 „Gehirntraining in der sportpraktischen Übungsstunde" (S. 60ff.) zu finden.

6.2 Merkspanne

Die *Merkspanne*, früher auch als *Gegenwartsdauer* bezeichnet, ist die zweite Grundfunktion/Grundgröße. Sie beschreibt die Zeitspanne, in der uns eine Information unmittelbar und bewusst zur Verfügung steht, in der sie uns gegenwärtig ist. Die Merkspanne beträgt nur wenige Sekunden, im Durchschnitt 5,4 s, und kann mit entsprechendem Training auf bis zu 7 oder 8 s ausgedehnt werden.

Im Alltag ist diese Funktion wichtig, wenn es um kurzzeitiges Speichern von Informationen geht, die nicht im Gedächtnis bleiben sollen, zum Beispiel beim

>> **BRAINFITNESS**

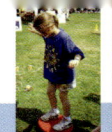

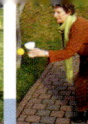

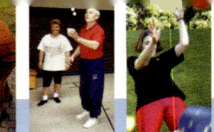

Überqueren einer Straße. Bevor Sie über die Straße gehen, schauen sie zunächst nach links, dann nach rechts. Manchmal verweilt der Blick ganz kurz rechts – vielleicht, weil Sie glauben, etwas Interessantes gesehen zu haben – und wenn Sie dann wirklich die Straße überqueren wollen, müssen Sie noch einmal nach links sehen, weil Sie nicht mehr wissen, ob hier alles frei war.

In der Turnstunde erklärt die Übungsleiterin eine Übungsfolge mit wenigen Worten. Sie folgen aufmerksam, sind aber im zweiten Teil des erklärenden Satzes so sehr mit dem Verstehen beschäftigt, dass der erste Teil der Übung schon beim Beenden der kurzen Beschreibung verloren gegangen ist. Wie fing es nun an?

Typische Basisübungen zum Training der Merkspanne bestehen zum Beispiel im Nachsprechen oder Aufschreiben von Zahlen, Buchstaben oder Nonsenssilben nach einmaligem Hören oder Sehen. Wichtig ist bei diesen Übungen, auf keinen Fall Tricks oder Strategien zum besseren Behalten zu benutzen. Es geht nicht um das richtige Ergebnis, sondern um Training mit dem Ziel, die Merkspanne zu verlängern. Die Zeichen werden im Sekundentakt vorgesprochen oder betrachtet und sollen sofort nach dem Hören oder Ansehen – ohne sie zwischendurch zu wiederholen, mit rhythmischen Gruppierungen oder mit logischen Systemen einzuprägen – wiederholt oder aufgeschrieben werden. Ähnlich funktioniert die Übung mit Spielkarten, auf denen Zahlen und/oder Buchstaben gedruckt sind (zum Beispiel die Spielkarten aus dem „Vielspiel"[1], aus „Uno" oder „Elfer raus").

Beispiel 1 – Übung mit Zahlenkarten
Sie benötigen ein Kartenspiel mit Zahlenkarten wie „Uno" oder „Elfer raus", Papier und Stift. Nehmen Sie den gemischten Kartenstapel – mit den Kartenrückseiten nach oben - in die Hand. Decken Sie jede Sekunde eine Karte kurz auf und legen Sie sie dann verdeckt ab. Probieren Sie es zunächst mit vier oder fünf Karten. Schreiben Sie sofort anschließend die Folge auf und kontrollieren Sie dann, ob Ihre Aufzeichnungen stimmen. Sie werden sehr schnell entdecken, dass die Menge, die so behalten und sofort wiedergegeben werden kann, begrenzt ist. Vier oder fünf Zeichen werden meist ohne Probleme behalten, aber dann wird es schwierig. Halten Sie sich an den Sekundentakt, können Sie bei voll ausgeschöpfter Merkspanne maximal acht Zeichen erinnern.

Beispiel 2 – Übung mit Karten aus dem „Vielspiel"
Sie benötigen einige Karten aus dem „Vielspiel", Papier und Stift. Legen Sie

1 Bettina M. Jasper: Das Vielspiel. Vincentz Network, Bezugsquelle siehe S. 48

einen kleinen Kartenstapel verdeckt vor sich hin. Decken Sie dann jeweils eine Karte auf. Betrachten Sie jedes Feld gut eine Sekunde lang, das heißt je Karte ca. 5-8 Sekunden. Schreiben Sie anschließend sofort auf, was Ihnen noch in Erinnerung ist.

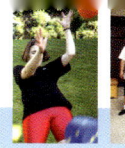

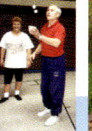

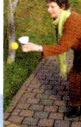

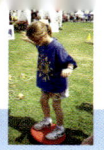

Achten Sie darauf, dass Sie für die Wiedergabe nicht länger benötigen als für das Einspeichern. Andernfalls ist die Merkspanne bei der Wiedergabe überschritten. Schreiben oder malen Sie also die Zeichen nicht zu schön. Es genügt, wenn Sie selbst sie erkennen können.

Stellen Sie einen Unterschied gegenüber den Zahlenkarten in Beispiel 1 fest? Hier wird es Ihnen kaum gelingen, alles zu behalten. Es gibt auf jeder Karte eine Fülle an Informationen. Zusätzlich zu den reinen Zahlen, Buchstaben, Silben und Symbolen könnten Sie sich jeweils die Farbe und die Position, bei den Pfeilen die Richtung und bei den Farbkreisen die Kombination merken. Die Anforderung ist deutlich vielfältiger. Merken Sie sich davon so viel wie möglich.

Beispiel 3 – Zeichen übertragen

Sehen Sie sich die Zeichenfolge einer Zeile auf der linken Seite jeweils sechs Sekunden lang an und decken Sie sie dann ab. Tragen Sie sofort anschließend die Zeichen – möglichst in der gleichen Folge – auf der rechten Seite in die leeren Felder ein.

31	5	71	9	36	28						
K	S	T	X	Z	M						
ä	ü	ö	y	e	a						
MUL	SIR	PEM	NAX	ZIT	PRI						
🕐	↖	☎	✪	☺	♎						

Solche Übungen werden in der Regel bei Kursen oder beim Einzeltraining mit Spielkarten oder mit Arbeitsblättern durchgeführt. Elemente daraus lassen sich mit Übungen in der Turnhalle verknüpfen und in veränderter Form in die Übungsstunde einbringen. Beispiele dazu sind in Kapitel 7 „Gehirntraining in der sportpraktischen Übungsstunde" (S. 60ff.) zu finden.

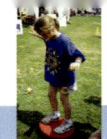

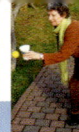

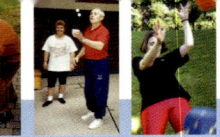

6.3 Basis-Lern-Geschwindigkeit

Diese dritte Grundfunktion/Grundgröße wird auch als „kurzfristiges oder mittelbares Behalten" bezeichnet und ist quasi das Tor oder die Eingangsstufe zum Langzeitgedächtnis. Sie beschreibt die Menge an Information, die in einer Zeiteinheit gespeichert und wieder abgerufen werden kann, nachdem sie nicht mehr gegenwärtig – also nicht mehr im Arbeitsgedächtnis vorhanden – ist. Das heißt, Informationen werden zunächst bewusst eingespeichert. Danach erfolgt eine Phase der Ablenkung, sodass die Information ins Gedächtnis eingehen kann, und später das Wiederabrufen, das bewusste Verfügbarmachen.

Beim Training dieser Grundfunktion ist es erlaubt und zum Teil sinnvoll, Strategien beim Einspeichern und Abrufen anzuwenden. Das heißt, es können fantasievolle Geschichten erfunden, Informationen thematisch gruppiert oder Gedankenverbindungen genutzt werden. Die Möglichkeiten sind vielfältig und die Effektivität individuell verschieden. Die Gefahr, wenn derartige Eselsbrücken gebaut werden, ist jedoch, dass so manche(r) sich später an die Brücke erinnert, aber nicht mehr an die Information, die eigentlich darüber behalten werden sollte. Dieselben Strategien sollten daher nicht zu häufig angewandt und nur für die Dinge benutzt werden, die wirklich wichtig und für lange Zeit gültig sind. Das gilt zum Beispiel für Geheimnummern von Kreditkarten u. Ä.

Im Alltag sind es Probleme mit dem mittelbaren Behalten, die sich häufig als Merkfähigkeitsstörung bemerkbar machen. Ich habe mir einen Einkaufszettel aufgeschrieben und gehe dann in die Stadt, um die entsprechenden Besorgungen zu machen. Natürlich habe ich den Zettel zu Hause vergessen. Nun versuche ich, die Aufzeichnungen aus dem Gedächtnis abzurufen, um schließlich doch alles zu erledigen. Gelingt das immer, ohne dass etwas vergessen wird?

In der Übungsstunde wird diese Funktion häufig gebraucht – immer dann, wenn es darum geht, neue Bewegungsfolgen, Choreografien, Tänze, Spielregeln o. Ä. zu erlernen.

Die typischen Basisübungen bestehen aus einer wechselnden Anzahl von Informationen – Zahlen, Buchstaben, Wörter, Symbole, Bilder ... –, die zunächst bewusst eingespeichert werden sollen. Danach erfolgt die gezielte Ablenkung, damit die Informationen aus dem Kurzspeicher ins Gedächtnis gelangen können. Zur Ablenkung kann ein Gespräch in der Gruppe dienen, aber auch eine völlig andere Aufgabe, zum Beispiel eine Durchstreichübung oder eine Rechenübung, die die volle Aufmerksamkeit der Übenden beansprucht. Anschließend sollen die Informationen wieder abgerufen und verfügbar gemacht, also aufgeschrieben, ausgesprochen oder durch Handlung wiedergegeben werden.

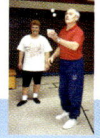

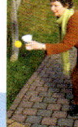

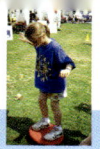

Beispiel 1
Prägen Sie sich die folgenden Zahlen gut ein und decken Sie dann ab. Zählen Sie nun von 100 rückwärts, indem Sie immer 4 abziehen – also 100, 96, 92 ... Danach schreiben Sie auf, an welche Zahlen Sie sich noch erinnern.

6 – 38 – 72 – 14 – 25 – 47 – 95 – 86

Beispiel 2
Prägen Sie sich die Silben im linken Kasten gut ein und decken sie dann ab (der rechte Kasten bleibt währenddessen die ganze Zeit zugedeckt). Rechnen Sie danach im Kopf 3.152 : 14 bis auf die dritte Stelle hinter dem Komma. Öffnen Sie nun den rechten Kasten und streichen Sie die Silben, die Sie links nicht gesehen hatten.

ROM FRE		MIR FRE
DEK BÄT		DEK BOT
TRU		TRU
WIT MAR		WAN
MER		ROM
PRÜ		FRÜ
KLA		SUT
SUT		KLA
ZIL		ZIL MAR

Solche Übungen werden in der Regel in Kursen oder beim Einzeltraining mit Spielen oder mit Arbeitsblättern durchgeführt. Elemente daraus lassen sich mit Übungen in der Turnhalle verknüpfen und in veränderter Form in die Übungsstunde einbringen. Beispiele dazu sind in Kapitel 7 „Gehirntraining in der sportpraktischen Übungsstunde" (S. 60ff.) zu finden.

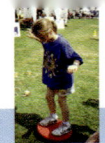

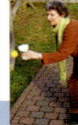

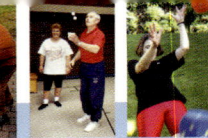

6.4 Gedächtniskapazität und Durchhalteleistung

Die vierte Grundgröße ist die *Gedächtniskapazität*. Sie entspricht der insgesamt im Gedächtnis gespeicherten Informationsmenge. Diese ist individuell sehr verschieden und in einem vertretbaren Zeitrahmen nicht messbar. Daher ist bisher nicht bekannt, wie groß hier die individuellen Unterschiede sind. Zwar gibt es große Unterschiede im Wissen. Dies ist aber nicht mit der Gedächtniskapazität gleichzusetzen, weil hier auch die Systematik, nach der Informationen gespeichert werden, eine wesentliche Rolle spielt. Und diese hängt wieder in hohem Maß mit von der Kapazität des Kurzspeichers bzw. des Arbeitsgedächtnisses ab. Spezielle Übungen zum gezielten Training der Gedächtniskapazität sind bisher nicht bekannt.

Als fünfte Grundgröße wird die *Durchhalte-* oder *Ausdauerleistung* bezeichnet. Sie ist nicht aus den anderen Grundgrößen abzuleiten und hängt stark mit der Motivation zusammen. Auch hier sind bisher keine speziellen Trainingsbeispiele bekannt.

6.5 Kombinierte Aufgaben und Aufbautraining

Die bisher beschriebenen Trainingsbeispiele lassen sich sehr klar und eindeutig den einzelnen Grundgrößen/Grundfunktionen zuordnen. Es handelt sich bei allen um typische Basisübungen. Hier wird überwiegend mit sinnfreien oder sinnarmen Materialien gearbeitet, und die Bewältigung der Aufgaben kann ohne Vorkenntnisse und unabhängig von Wissen und Bildung erfolgen.

Neben diesen Basisübungen gibt es sogenannte *Aufbauübungen*. Hier können zum Teil Wissen und Bildung eingebracht werden. Auch logisches Denken ist bei einigen dieser Übungen gefragt. Die Aufbauübungen werden vielfach gegenüber den Basisübungen als reizvoller empfunden. Dennoch ist es sinnvoll, zunächst das Basistraining regelmäßig zu betreiben, denn nur damit lässt sich jede Grundfunktion sehr gezielt einzeln ansprechen. Wer ein ausgewogenes Basistraining betreibt, schafft damit gute Voraussetzungen, um Aufgaben aus dem Aufbauprogramm leichter und schneller zu bewältigen.

Aufbauübungen sprechen in der Regel eine Kombination verschiedener Grundfunktionen an, wenn zum Beispiel neue, aktuelle Informationen mit Wissen – also bereits vorhandenen Gedächtnisinhalten, die es abzurufen gilt – verknüpft werden müssen. Ein typisches Beispiel dafür ist der sogenannte *Buchstabensalat*. Dabei geht es darum, wahllos zusammengestellte Buchstaben so zu ordnen, dass sinnvolle Wörter entstehen. Es darf kein Buchstabe weggelassen und keiner hinzugefügt werden.

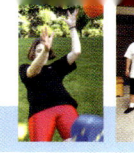

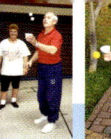

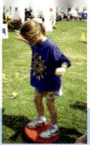

Beispiel: STISSEHPROTEDUNG = GESUNDHEITSSPORT.
Nur wer das Wort „Gesundheitsport" schon einmal gehört und im Gedächtnis abgespeichert hat, hat überhaupt eine Chance, die Lösung herauszufinden. Die zunächst zusammenhanglos erscheinenden Buchstaben müssen im Arbeitsgedächtnis immer wieder neu kombiniert und mit Wörtern abgeglichen werden, die aus dem Gedächtnis in den Kurzspeicher geholt und damit verfügbar gemacht werden.

Die erfolgreiche Bearbeitung solcher kombinierten und Aufbauübungen führt in der Regel zu einem Ergebnis, zu einer oder mehreren Lösungen. Das Erfolgserlebnis ist in diesem Fall vielleicht für manche größer als bei den Basisübungen, bei denen oft das greifbare Ergebnis, die Bestätigung der eigenen Leistung, fehlt. Umgekehrt kann jedoch die erfolglose Lösungssuche auch die Trainingsmotivation mindern.

    Die Lösungen der Aufbauübungen bleiben meist längere Zeit im Gedächtnis haften. Daher kann die Arbeit mit derartigen Trainingsmaterialien oft nur in größeren zeitlichen Abständen wiederholt werden. Eine Wiederholung der Basisübungen in kurzen Abständen ist jedoch in der Regel problemlos möglich.

Bei regelmäßigem Training ist es unter Berücksichtigung der oben angeführten Aspekte sinnvoll, das tägliche Basistraining mit sinnfreien oder sinnarmen Materialien durch unterschiedliche abwechslungsreiche Aufgaben aus dem Aufbauprogramm zu ergänzen und so verschiedene Grundfunktionen in Kombination anzusprechen.

Beispiele für solche kombinierten Übungen zum geistigen Training sind im Anhang für den Einsatz beim Brainfitness Circuit (siehe Kapitel 8, S. 107ff.) zusammengestellt. Diese und ähnliche Arbeitsblätter liefern nicht nur Stoff für das Training der geistigen Fitness, sondern lassen sich – mit etwas Fantasie und Praxiserfahrung – schon durch geringfügige Veränderungen mit Bewegung verbinden. In Einzelteile zerlegt, laminiert, auf Plakate übertragen, mit Styroporbuchstaben und -zahlen, Schaumstoffkreisen und -dreiecken, farbigen Tüchern und ähnlichen Materialien umgesetzt, pantomimisch dargestellt usw. erhält so manches Arbeitsblatt in der Turnhalle völlig neue Dimensionen.

7

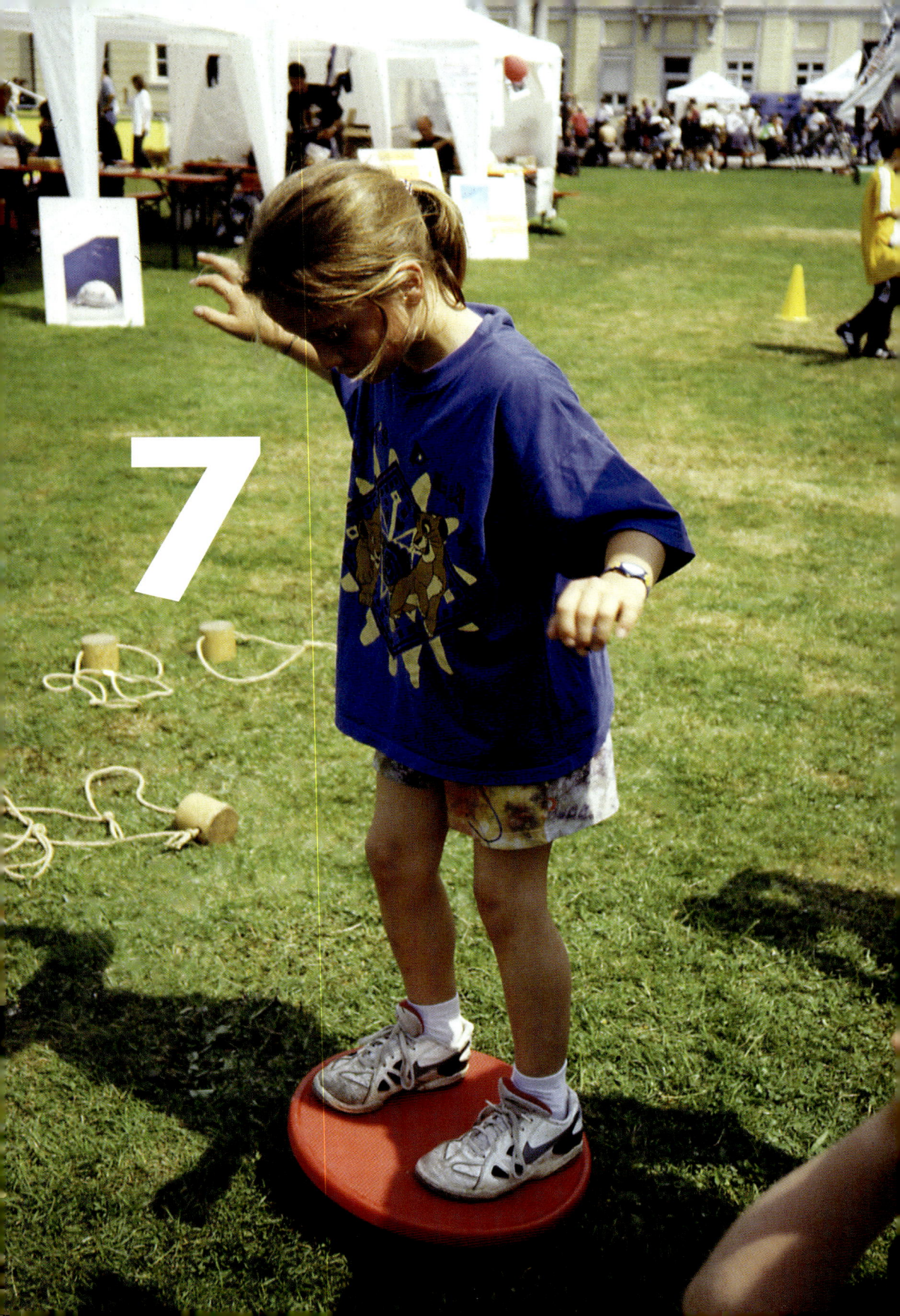

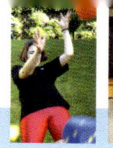

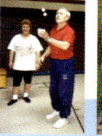

7 Gehirntraining in der sportpraktischen Übungsstunde

7.1 Grundsätzliches

In den bisherigen Kapiteln wurde bereits mehrfach beschrieben, dass die Vereins-Übungsstunde ein durchaus geeigneter Anlass ist, um neben dem Körper auch das Gehirn zu trainieren. Zunächst ist – wie bereits erläutert – die allgemeine sportliche Betätigung in der Gruppe schon an sich als eine auch geistige Aktivierung zu betrachten. Natürlich steht nach wie vor das sportliche Training, der körperliche Aspekt, im Mittelpunkt. Aber genauso wie sportliche Betätigung in der Gruppe immer auch soziale Aspekte beinhaltet, so ist auch eine Auswirkung auf die geistige Leistungsfähigkeit unbestritten.

Gehirntraining im Verein heißt keineswegs, dass nun künftig in den Übungsplänen eigene Stunden dafür ausgewiesen werden sollen. Dem Aufgreifen des Themas in Turnen und Sport liegt nicht der Gedanke zugrunde, hier ein völlig neues Übungsgut zu erfinden.

Vielmehr geht es darum, aufzuzeigen, dass viele Inhalte traditioneller Übungsstunden neben vielen anderen positiven Auswirkungen auch ein Training für das Gehirn sein können. Manchmal beinhalten die angebotenen Übungen schon automatisch Formen von Gehirntraining – die Übungsleiterin oder der Sportlehrer weiß es nur nicht oder hat sie nicht bewusst zum Training des Gehirns eingesetzt. Manchmal sind es entscheidende Kleinigkeiten, die an bekannten Bewegungs- und Spielformen verändert werden können, um sie gleichzeitig als Training für die geistige Leistungsfähigkeit wirken zu lassen. Gelegentlich sind es kleine Umstellungen im Stundenaufbau, die große Wirkung haben können. So kann es zum Beispiel sinnvoll sein, eine feinmotorische Übung nicht etwa am Ende einer Stunde durchzuführen, sondern sie gezielt im Vorfeld der Phase einzusetzen, in der ein neuer Tanz erlernt werden soll. Eine Fingerübung erhöht die Hirndurchblutung und erleichtert so den Übenden die Aufnahme der neuen, komplizierten Informationen beim Erlernen des Tanzes.

Einige solcher auf das Gehirn einwirkenden Übungen werden im Folgenden als Beispiele aufgeführt. Sie sollen Übungsleiterinnen und Übungsleiter dazu anregen, die Inhalte ihrer eigenen Bewegungsangebote in diesem Sinn zu überprüfen. Damit soll zu eventuell notwendigen kleinen Änderungen der eigenen Unterrichtsinhalte angeregt und vor allen Dingen ermuntert werden, die positiven Auswirkungen der jeweiligen Übung auf Geist und Gedächtnis herauszustellen. Die umfassende Information der Teilnehmerinnen und Teilnehmer über Zusammenhänge und Wirkungsweisen einzelner Übungen spielen eine entscheidende Rolle für deren Qualitätsurteil. Bei gestiegenem allgemeinen Gesundheitsbewusstsein und vor allen Dingen bei immer größer werdenden Ängsten vor Einbußen in der Hirnleistung mit zunehmendem Alter wird die fundierte Information der erwachsenen Vereinsmitglieder immer wichtiger.

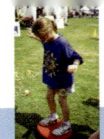

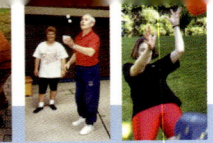

7.2 Übungs- und Spielbeispiele

Die hier vorgestellten Beispiele sollten nicht kompakt als *eine* Übungseinheit zusammengestellt, sondern einzeln in die Stunden eingestreut werden.

In Kapitel 3 „Gehirntraining und Bewegung" (S. 22ff.) wurden bereits die Schwerpunkte dargestellt, in denen es besonders sinnvoll ist, Bewegen und Denken miteinander zu verknüpfen. Die folgenden Übungsbeispiele sind nicht immer eindeutig nur einem Bereich zuzuordnen, sondern beanspruchen und trainieren häufig mehrere Fähigkeiten in Kombination. Deshalb wird hier auf eine Unterteilung in die verschiedenen motorischen Hauptbeanspruchungsformen oder andere Möglichkeiten der Kategorisierung verzichtet. Die Reihenfolge der Darstellung unterliegt also keiner konkreten Systematik.

Um die Zuordnung der Praxisvorschläge zu konkreten Einsatzsituationen zu erleichtern, sind die Beispiele mit drei verschiedenen Symbolen gekennzeichnet:

Übungs- und Spielbeispiele, die Bewegungsraum – freie Natur oder gegebenenfalls Halle – benötigen.

Übungs- und Spielbeispiele, die auch auf engem Raum ausgeführt werden können.

Übungs- und Spielbeispiele, die schnell mal zwischendurch in Sitzungen, bei geselligen Veranstaltungen, auf Fahrten oder in ähnlichen Situationen als „aktive Pause" eingebracht werden können.

SPORTPRAKTISCHE ÜBUNGSSTUNDE

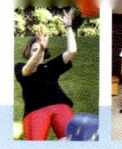

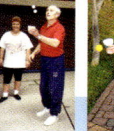

Beachten: Wenn es um Tempo geht, sollten – je nach Gruppe – unter Umständen Erschwernisse eingebaut werden, damit nicht das Lauftempo ausschlaggebend für den Spielverlauf ist, sondern vor allen Dingen die vom Gehirn gesteuerten Fähigkeiten. Also zum Beispiel etwas auf dem Kopf balancieren, einen Reifen neben sich herrollen, einen Wattebausch auf der Handfläche transportieren etc.

Verschiedene Arten von Musikstoppspielen trainieren nicht nur die Ausdauer, sondern erfordern auch konzentrierte Aufmerksamkeit und schnelles Reagieren und Entscheiden ebenso wie Anpassung an Partner oder Gruppe und Musik. Im Hinblick auf erhöhte Hirndurchblutung (siehe motorischer Homunculus, S. 27) ist es zweckmäßig, die Gruppe mitsingen zu lassen.

Wer stand wo?

Aufgabe: Die Gruppe stellt sich im Quadrat auf. Bei 12 Personen stehen an jeder Seite vier, bei 25 sind es fünf pro Seite usw. Bei anderen Personenzahlen wird ein Rechteck gebildet. Alle prägen sich kurz das Bild der genauen Gruppierung ein. Wer steht neben wem? Wer steht gegenüber? ... Sobald Musik einsetzt, bewegt sich die Gruppe frei im Raum zur Musik. Bei Musikstopp sollen alle sich so schnell wie möglich wieder in der ursprünglichen Formation aufstellen.

Variation 1: Wie oben, aber nach der Musikphase soll bei erneuter Aufstellung das Quadrat bzw. das Rechteck um 90° oder um 180° rechts oder links gedreht im Raum erscheinen.

Variation 2: Wie oben, aber die Neuaufstellung erfolgt immer um einen Platz nach rechts oder links verschoben.

Variation 3: Wie oben, aber die Grundform ist eine andere Figur – ein Mehreck, ein Stern ... Es kann auch ein Buchstabe oder eine Zahl sein.

Variation 4: Wie oben, aber die Aufstellung erfolgt als Spiegelbild der Grundformation (am besten mit einer Markierungslinie in der Mitte als Spiegelachse!).

Variation 5: Wie oben, aber vor der Musikphase wird vereinbart, welche zwei Personen bei der Neuaufstellung die Plätze miteinander tauschen. Bei geübten Gruppen können auch mehr Personen ihre Standorte wechseln.

>> BRAINFITNESS

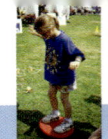

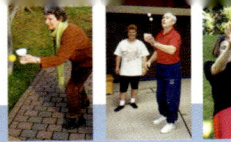

◯ Finde die Form!

Aufgabe: Alle bewegen sich zur Musik frei im Raum. Bei Musikstopp suchen sich alle eine Markierung oder ein Gerät im Raum mit runder (zum Beispiel auf dem Boden liegender Reifen, Mittelkreis in Spielfeldmarkierung ...) oder viereckiger (zum Beispiel kleiner Kasten, Schaumstoffteile, ausgebreitete Zeitungen ...) Form – je nachdem, was die Spielleitung in diesem Moment anzeigt – und finden sich so schnell wie möglich dort ein.

Variation 1: Die Musik enthält Instrumental- und Gesangspassagen. Die Unterbrechung während einer Instrumentalphase heißt runde, während einer Gesangsphase eckige Formen suchen.

Variation 2: Es werden weitere Formen hinzugenommen, zum Beispiel Dreieck, Gerade, Kurve, Stern ...

Variation 3: Statt unterschiedlicher Formen sind Farben die Anlaufpunkte – bei Blau eine blaue Matte, bei Grün die grüne Markierungslinie ...

Material: Tafeln mit Kreis, Quadrat, Dreieck und anderen Formen oder entsprechend klar zu erkennende Gegenstände zum Anzeigen.

◯ Atomspiel

Aufgabe: Alle bewegen sich zur Musik frei im Raum. Bei Musikstopp erfolgt durch Zuruf oder Anzeige eine Zahlenangabe. Wird zum Beispiel eine „4" angegeben, so sollen sich so schnell wie möglich entsprechend viele „Atome", also Gruppen zu jeweils vier Personen, zusammenfinden. Haben alle ihr Ziel gefunden, setzt die Musik wieder ein.

Variation 1: Bei Musikstopp wird von der Spielleitung jeweils ein großes Wortschild hochgehalten. Die Anzahl der Buchstaben soll möglichst schnell erkannt und in entsprechend große Gruppen umgesetzt werden. Steht auf dem Schild zum Beispiel HAUS, so sollen sich entsprechend den vier Buchstaben vier Personen zusammenfinden, zeigt das Schild das Wort EISENBAHN, so gehören neun „Atome" zusammen. Schwieriger wird es, wenn das Wort nur gerufen wird, denn dann muss sich jeder den Schriftzug vorstellen und die Buchstaben zählen.

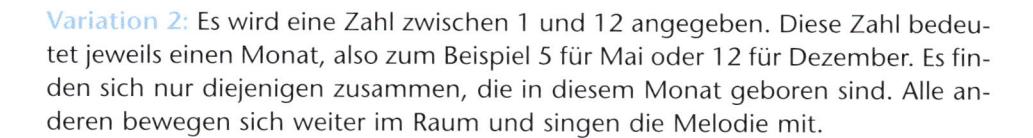

Variation 2: Es wird eine Zahl zwischen 1 und 12 angegeben. Diese Zahl bedeutet jeweils einen Monat, also zum Beispiel 5 für Mai oder 12 für Dezember. Es finden sich nur diejenigen zusammen, die in diesem Monat geboren sind. Alle anderen bewegen sich weiter im Raum und singen die Melodie mit.

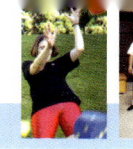

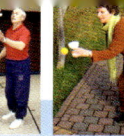

Variation 3: Bei Musikstopp wird ein beliebiges Merkmal angegeben, nach dem sich die Einzelnen zuordnen und zusammenfinden sollen, zum Beispiel Haarfarbe – dann finden sich alle Blonden, alle Brünetten, alle Grauhaarigen etc. in Gruppen zusammen oder Schuhgröße – dann bilden alle mit Schuhgröße 39 eine Gruppe, die mit Größe 38 eine andere usw.

Bodenkontakt

Aufgabe: Alle bewegen sich singend oder nach einer Musik frei im Raum. Dabei beobachten alle die Spielleiterin bzw. den Spielleiter. Zeigt diese bzw. dieser mit einer Zifferntafel oder per Fingerzeig eine Zahl an – die Zahl kann auch zugerufen werden –, so sollen alle Spielerinnen und Spieler so schnell wie möglich die entsprechende Anzahl von Körperteilen mit dem Boden in Kontakt bringen. Ist zum Beispiel die Zahl „5" gefordert, so können zwei Füße und drei Finger, also zusammen fünf Körperteile, Bodenkontakt haben. Weitere Möglichkeiten sind Gesäß und vier Zehen oder Gesäß, zwei Füße und zwei Handflächen usw. Haben alle den richtigen Bodenkontakt gefunden, geht es weiter in der Fortbewegung.

Variation 1: Die Spielerinnen und Spieler gehen oder laufen nicht einzeln durch den Raum, sondern zu Paaren mit Handfassung. Die geforderte Anzahl von Bodenkontakten soll nun jedes Paar gemeinsam herstellen. Ist zum Beispiel die „2" aufgerufen, können A und B jeweils auf einem Fuß stehen, also gemeinsam als Paar zwei Bodenkontakte herstellen.

Variation 2: Wie Variation 1, aber A und B dürfen sich nur nonverbal verständigen.

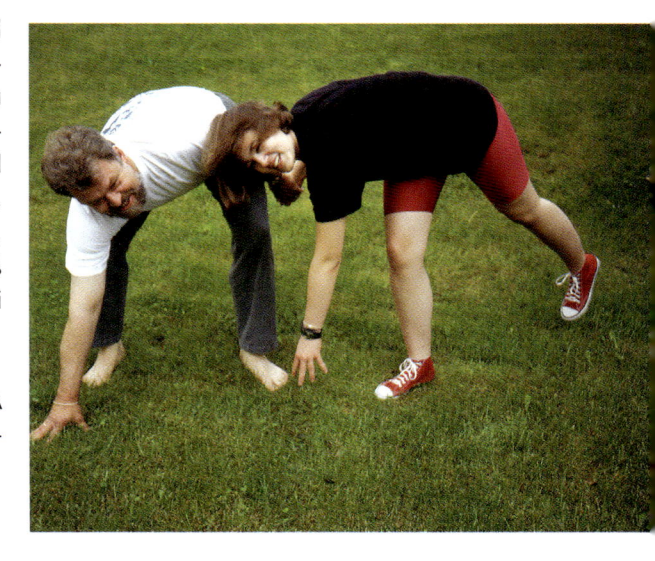

BRAINFITNESS

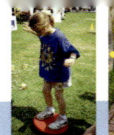

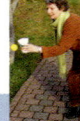

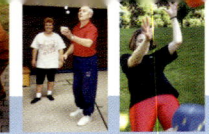

◯ Roboter

Aufgabe: Die teilnehmenden Personen bilden Paare. Die Partner stehen jeweils hintereinander. Jeweils ein Partner bzw. eine Partnerin ist ein „Roboter", der vom anderen gesteuert wird. Beide bewegen sich frei durch den Raum, immer den Signalen des oder der Steuernden folgend. Wichtig ist, dass die Roboter nur sehr kleine Schritte machen und sehr langsam gehen.

Ein gleichzeitiges Tippen auf beide Schultern bedeutet geradeaus gehen, das Tippen auf die rechte oder linke Schulter eine Drehung um 90° in die entsprechende Richtung. Richtungswechsel können immer nur um 90° – also im rechten Winkel – erfolgen. Handauflegen auf beide Schultern bedeutet „stopp".
Achtung: Natürlich sollten die anderen Paare im Raum beachtet und der Roboter sicher durch den „Verkehr" gesteuert werden.

Nach kurzer Zeit tauschen beide Partner bzw. Partnerinnen die Rollen.

Variation 1: Wie oben, aber der Roboter hält die Augen geschlossen.

Variation 2: Wie oben, aber zum sicheren Bewegen im Raum lässt der Steuermann bzw. die Steuerfrau die Hände auf den Schultern liegen und gibt die Signale durch kurzen Druck.

Variation 3: Es werden Dreiergruppen gebildet. Je zwei Roboter werden von einer Person gesteuert. Beim Start stehen die beiden Rücken an Rücken. Ziel ist, die beiden so zu bewegen, dass sie sich am Ende gegenüberstehen. Gerät ein Roboter an ein Hindernis, so bleibt er bzw. sie davor stehen, bis Befreiung durch die steuernde Person erfolgt.

Diese Version lässt sich nur mit sehr mobilen Gruppen spielen. Besonders für die steuernden Personen ist das Spiel sehr laufintensiv. Die Durchführung ist nur im Freien oder in sehr großen Räumen möglich.

◯ Nummernlaufen

Aufgabe: Im Raum sind große Schilder mit Nummern von 1 bis X durcheinander und gut verteilt an die Wände geklebt. Die Anzahl der Schilder richtet sich nach der Größe des Raums und der Gruppe. So können bei 15 Personen zum Beispiel die Zahlen von 1-15 verteilt angebracht sein. Jedes Gruppenmitglied startet mit einer anderen Zahl zwischen 1 und 15. Frieda beginnt bei 1, Otto bei 2, Luise bei 3 usw. Mit der jeweiligen Startzahl beginnend, soll jeder in aufsteigender Reihenfolge die Zahlen anlaufen. Das heißt Luise beginnt bei 3, läuft dann nacheinander zur 4, zur 5 usw. Ist sie bei 15 angekommen, geht es für sie mit 1 weiter, und sie hat ihr Ziel erst erreicht, wenn sie die 2 als Letztes angelaufen hat.

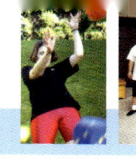

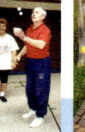

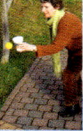

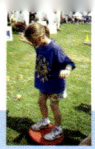

Als Nachweis, dass jeder alle Zahlen in der richtigen Reihenfolge angelaufen hat, sind jeweils ein Namenskürzel und die individuelle Nummer des Anlaufpunktes mit dem dort deponierten Stift am Zahlenschild einzutragen. Also trägt Luise beim Zahlenschild 3 ihr Zeichen „L. 1" ein; bei der 4 hinterlässt sie „L. 2", während Otto sich auf dem 4-er-Schild mit „O. 3" verewigt. Alles klar? Oder hat etwa jemand die Zahlenfolge durcheinander gebracht?

Material: Große Zahlenschilder (mindestens DIN A4), Tesakrepp, je Zahlenschild ein Stift zum Eintragen der persönlichen Markierung (am besten an einer Schnur befestigt und festgeklebt, damit niemand aus Versehen den Stift mitnimmt).

Zahlen durchstreichen

Aufgabe: Die Gruppe wird in Mannschaften mit jeweils ca. 3-4 Personen eingeteilt. Die Mannschaften stellen sich in Staffelform auf. Jeweils am Umkehrpunkt ist für jede Mannschaft ein großes Zahlenplakat aufgehängt. Darauf sind die Zahlen von 1 bis X, zum Beispiel bis 25 (siehe Zahlenplakat im Anhang, S. 145), völlig unsortiert verzeichnet. Es gibt kleine und große Zahlen in verschiedenen Schriften. Diese Zahlen sollen von jeder Mannschaft in aufsteigender Reihenfolge durchgestrichen werden. Einzeln laufen die Mitglieder der Mannschaft nacheinander zum Umkehrpunkt, suchen die nächste Zahl, laufen zurück und übergeben den Stift zum Durchstreichen dem nächsten Mitglied der Mannschaft.

Material: Je Mannschaft ein Zahlenplakat (Größe mindestens DIN A4, besser DIN A3). Abhängig von Raum- und Plakatgröße kann es sinnvoll sein, über dem Plakat jeweils ein Deckblatt zu befestigen (wie am Kalender), damit nicht etwa die nächste Zahl von Adleraugen schon aus der Warteposition heraus ausgemacht werden kann, sondern das Suchen wirklich erst bei Ankunft am Umkehrpunkt möglich wird.

Anmerkung: Für diese Übung lässt sich gut zu Hause am Tisch das Zahlen- (oder Buchstaben-)Durchstreichen mit entsprechenden Arbeitsblättern trainieren!

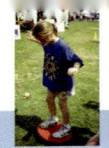

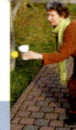

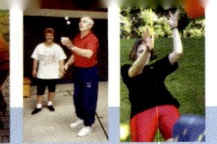

Gemischter Buchstabensalat

Aufgabe: Die Spielleitung überlegt sich ein Wort, das aus so vielen Buchstaben besteht, wie die Gruppe Mitglieder hat: zum Beispiel „FAHRRADLAMPE" bei 12 Personen. (Bei großen Gruppen empfiehlt es sich, diese in zwei oder drei kleinere zu unterteilen.) Entsprechend bereitet sie 12 Blätter oder Pappschilder mit je einem Buchstaben vor. Die Schilder sollten mindestens DINA5-Größe haben, damit sie von allen auch aus größerer Entfernung gut gelesen werden können.

F A H R R A D L A M P €

Jede Teilnehmerin bzw. jeder Teilnehmer erhält ein Buchstabenschild, das aber zunächst für die anderen nicht sichtbar sein sollte. Erst auf das Kommando der Spielleitung hin setzt sich die Gruppe in Bewegung und läuft oder geht im Raum durcheinander. Dabei trägt jeder seinen Buchstaben für alle erkennbar vor sich her.

Die Teilnehmenden verschaffen sich im Laufen oder Gehen zunächst einen Überblick, welche Buchstaben vorhanden sind. Anschließend geht es darum, sich in der Gruppe so zu formieren, dass ein sinnvolles Wort entsteht, bei dem alle Buchstaben verwendet werden. Wer glaubt, schon einen Teil des Wortes erkannt zu haben, kann versuchen, sich mit den Personen zusammenzufinden, die die benachbarten Buchstaben tragen. Glaubt zum Beispiel jemand, der oder die ein R trägt, es könne der Wortteil „RAD" enthalten sein, so gilt es, die Verbindung mit A und D zu suchen. Das wiederum kann die anderen Gruppenmitglieder auf die richtige Spur bringen und sie experimentieren weiter, setzen „FAHR" davor usw.

Wichtig ist, dass alle die gemeinsame Verabredung einhalten, sich nicht mit Worten zu verständigen. Zeichensprache, Mimik und Gestik sind erlaubt. Das Stehenbleiben während des Spiels ist strikt verboten. Es spielt sich also alles in der Fortbewegung ab.

Kommt die Gruppe allein der Lösung nicht näher, so sollte die Spielleitung nach angemessener Zeit kleine Hilfen geben, zum Beispiel einen Hinweis auf den Anfangsbuchstaben (gegebenenfalls auch den zweiten, dritten ... Buchstaben) oder einen Tipp zum Sachgebiet – Teil von einem Fortbewegungsmittel, es hat etwas mit Beleuchtung zu tun usw.

Variation 1: Anstelle von Buchstaben werden Wörter verteilt, aus denen es einen sinnvollen Satz zu bilden gilt.

Variation 2: Lange Wörter oder kurze Sätze werden in Silben zerlegt, und jedes Schild enthält eine Silbe anstatt des Buchstabens in der Ausgangsversion.

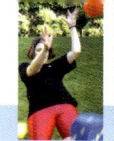

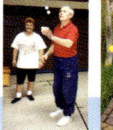

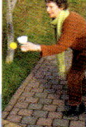

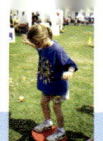

Variation 3: Statt der Buchstabenschilder werden Bildkarten verteilt. Damit sollen die Teilnehmenden zusammengesetzte Substantive bilden und sich immer wieder neu zu entsprechenden Paaren formieren. Wer das Bild mit der SONNE hat, gesellt sich zu der Person, auf deren Schild eine UHR abgebildet ist (⇨ SONNEN-UHR). Bei jedem Signal der Spielleitung trennen sich die Paare wieder und suchen neue Partnerschaften. So kann dann die SONNE sich mit dem SCHIRM zusammentun, und die UHR wendet sich der Spielerin mit der KETTE (⇨ UHR-KETTE) zu usw.

○ **Reaktions-Geschicklichkeits-Staffel**

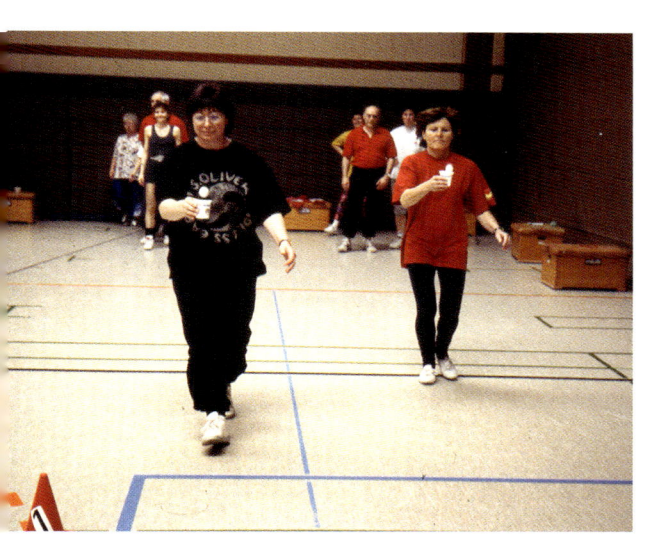

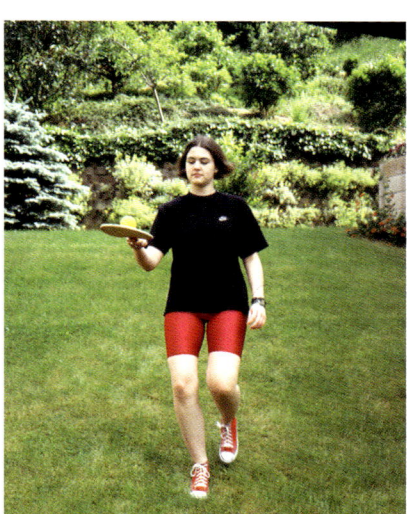

Aufgabe: Mannschaften mit jeweils ca. 4-5 Personen stellen sich in Staffelform auf. Die Mitspielenden werden mannschaftsweise durchnummeriert. Jede Mannschaft erhält einen Schläger (Federball-, Strandtennis-, Tischtennisschläger o. Ä.) und einen Ball. Der Ball soll jeweils mit ausgestrecktem Arm in Vorhalte auf dem Schläger um die eigene Mannschaft herumtransportiert werden, ohne herunterzufallen. Fällt der Ball, muss wieder an der Ausgangsposition begonnen werden. Es wird aber nicht der Reihe nach vorgegangen, sondern die Spielleitung gibt immer durch Zuruf bekannt, welche Nummern an der Reihe sind. So laufen einmal aus jeder Mannschaft die Spielenden mit der Nummer 3 (siehe Abb. 8), beim nächsten Mal mit der Nummer 5 usw. Schläger und Ball müssen immer zu-

>> BRAINFITNESS

Abb. 8:
Reaktions-Geschicklichkeits-Staffel, Ablauf

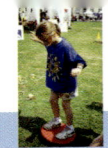

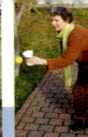

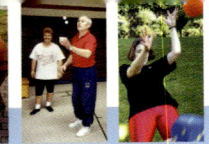

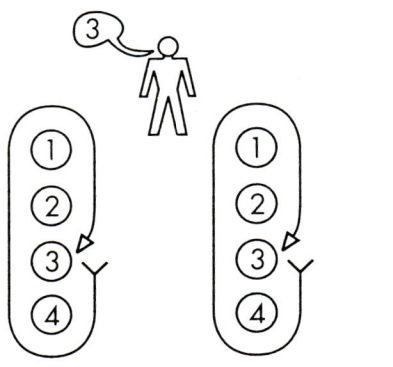

erst aus ihrer Grundposition geholt und am Ende zurückgebracht werden. Wer zuerst wieder am Platz ist, bekommt für die Mannschaft einen Punkt.

Variation 1: Wie oben, aber mit jeweils neu festzulegender, unterschiedlicher Fortbewegungsart – seitwärts, rückwärts, geduckt, gebeugt ... gehen.

Variation 2: Wie oben, aber mit jeder Spielrunde ändern sich die Nummer und die Ausgangposition. Alle Mitspielenden rücken immer einen Platz weiter.

Regenmacher

Situation: Die Spielleiterin oder der Spielleiter erzählt der Gruppe eine Geschichte, bei der nach längerer Trockenperiode alle Menschen sehnsüchtig den nächsten Regen erwarten. Da der Regen nicht von allein kommt, ahmt die Gruppe gemeinsam die Geräusche nach, die entstehen, wenn Regen ganz langsam aufkommt, allmählich immer stärker, dann Platzregen wird und dann langsam wieder abklingt, um schließlich völlig zu verschwinden.

Aufgabe: Die Geräusche entstehen so: Alle sitzen oder stehen im Kreis. Die Spielleitung gibt Bewegungen vor und steht dabei in der Kreismitte. Sie dreht sich langsam und sieht alle Mitspielenden einzeln kurz an. Alle führen die Bewegung jeweils so lange aus, bis die Spielleitung zu einer neuen Bewegung auffordert. In jeder Runde wird eine neue Bewegung vorgegeben: Handflächen gegeneinanderreiben, schnipsen, auf die Oberschenkel klatschen, mit den Füßen stampfen, auf die Oberschenkel klatschen, schnipsen, Handflächen reiben.

Variation: Wie oben, aber mit geschlossenen Augen. Es wird immer das Geräusch von der linken Nachbarin bzw. dem Nachbarn übernommen und so langsam weitergegeben.

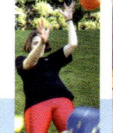

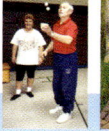

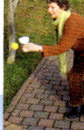

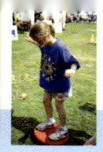

Fingertrommeln

Aufgabe: Alle trommeln kräftig mit den Fingerkuppen auf einen harten Untergrund – Hallenboden, Wand, Bank, Tisch ...

Variation 1: Wie oben, aber die Trommelschläge sollen immer in einer bestimmten Reihenfolge – Daumen, Zeigefinger, Mittelfinger, Ringfinger, kleiner Finger und wieder zurück zum Daumen – ausgeführt werden.

Variation 2: Wie oben, aber jeder Trommelschlag soll mitgezählt werden. Wer ist zuerst bei 100 angelangt?

Variation 3: Wie oben, aber die Gruppe soll sich ohne Worte verständigen und schließlich zu einem gemeinsamen Takt finden.

Variation 4: Wie oben, aber es wird jeweils angesagt oder angezeigt, mit welchen Fingern getrommelt werden soll.

Armvibrator

Aufgabe: Die Arme werden in Hochhalte geführt. In dieser Position gilt es, möglichst schnelle Drehbewegungen aus dem Handgelenk heraus auszuführen (als ob ganz schnell eine Schraube in die Zimmerdecke eingedreht werden müsste).

Anmerkung: Mit dieser Übung lässt sich die Hirndurchblutung um ca. 30 % erhöhen!

Korkenklemme

Aufgabe: Wer kann die meisten Korken zwischen den Fingern einer Hand einklemmen und mindestens 30 Sekunden in dieser Position verharren?

Variation 1: Wie oben, aber die Korken dürfen nur mit der Hand entnommen werden, zwischen deren Fingern sie eingeklemmt werden sollen. Die zweite Hand darf nicht zu Hilfe genommen werden.

Variation 2: Wie oben, aber die Mitspielenden finden sich paarweise zusammen. Nun sollen die Korken in der Fortbewegung eingeklemmt werden. Wer stehen bleibt, scheidet aus. A trägt einen Behälter mit Korken, B klemmt ein – anschließend Wechsel.

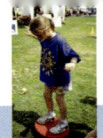

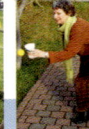

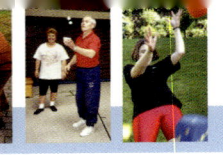

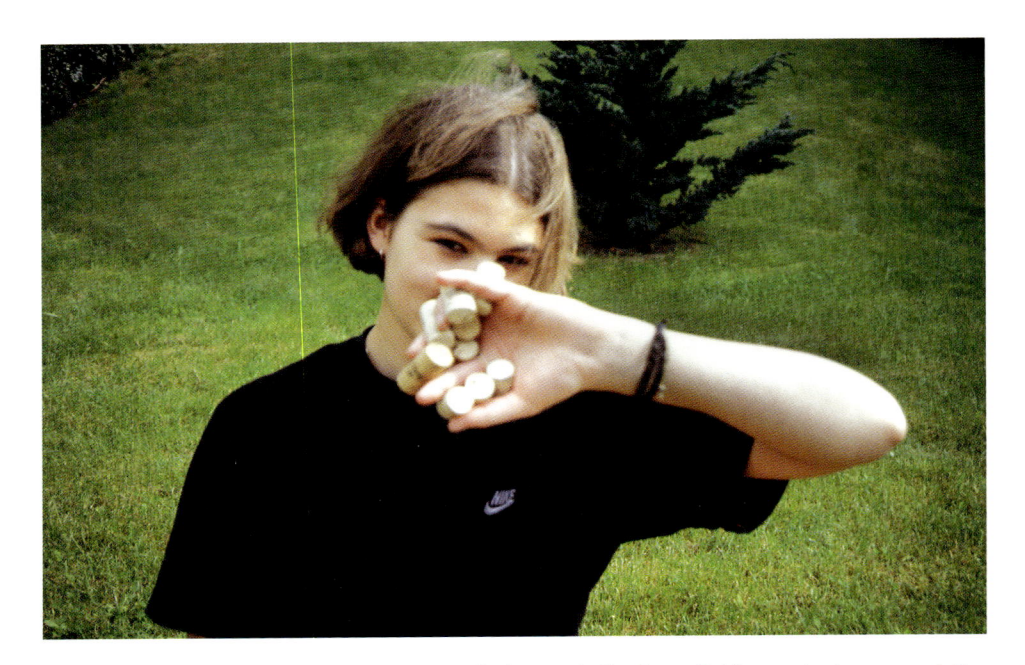

Material: Flaschenkorken (Um die Übung zu erschweren, können anstelle der Flaschenkorken auch Tischtennisbälle benutzt werden. Davon werden jedoch deutlich weniger benötigt bzw. können weniger eingeklemmt werden als von den Korken.).

Stoßdämpfer

Aufgabe: Zu Paaren – A und B stehen sich gegenüber – führen sich die Mitspielenden abwechselnd gegenseitig durch den Raum, jeweils einen Flaschenkorken als Stoßdämpfer zwischen den Zeigefingerspitzen beider Hände haltend - vorwärts, rückwärts, seitwärts, mit offenen oder geschlossenen Augen etc.).

Variation: Wie oben, aber es müssen mehrere - theoretisch bis zu 10 – Korken zwischen den Kuppen mehrerer Finger gehalten werden. Wer schafft es im Stehen oder gar in der Fortbewegung, ohne stehen zu bleiben und ohne die Korken zu verlieren?

Material: Flaschenkorken.

SPORTPRAKTISCHE ÜBUNGSSTUNDE

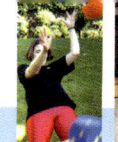

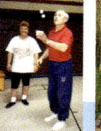

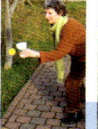

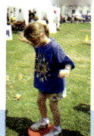

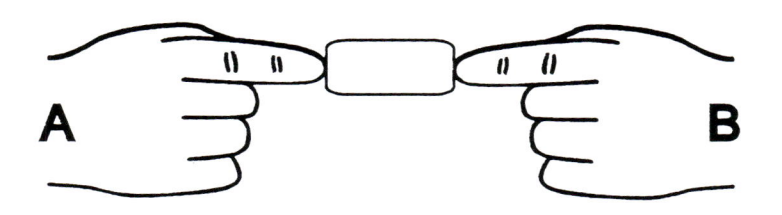

A   B

Abb. 9 Stoßdämpfer

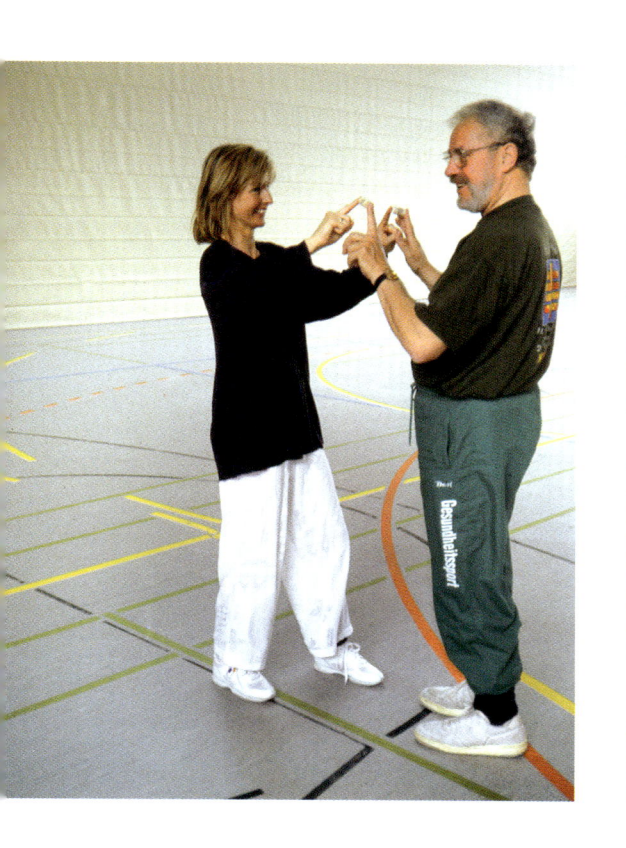

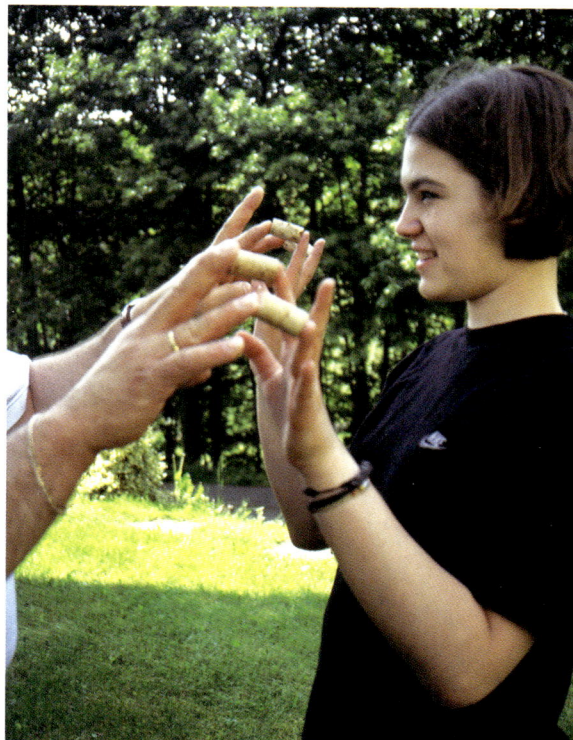

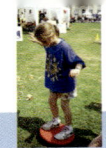

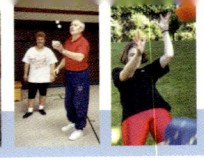

Finger 1 zu 5

Aufgabe: Die Finger einer Hand werden nacheinander zum Daumen geführt, sodass sich die Fingerkuppen kurz berühren und wieder voneinander lösen – Zeigefinger, Mittelfinger, Ringfinger, kleiner Finger und wieder zurück, auf entsprechende Ansage oder – immer schneller werdend – einzeln im eigenen Tempo.

Variation 1: Wie oben, aber die Finger einer Hand werden durchnummeriert – Daumen = 1, Zeigefinger = 2 usw. bis kleiner Finger = 5. Es werden nur noch Zahlen angesagt, und die entsprechenden Finger beider Hände sollen zum Daumen geführt werden.

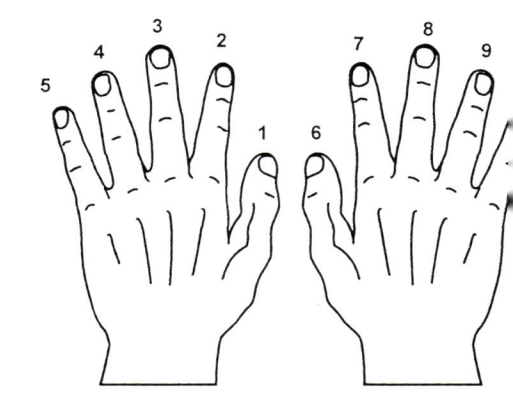

Abb. 10:
Nummerierte Finger von 1-10

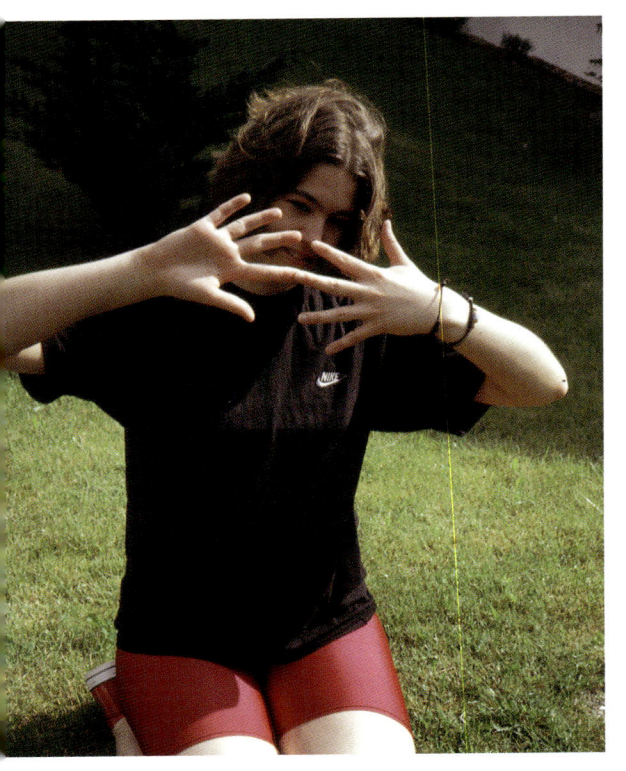

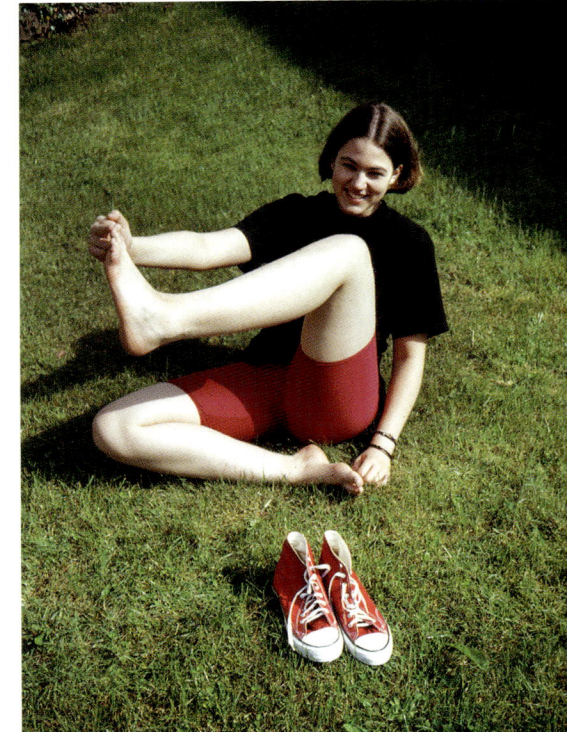

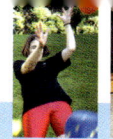

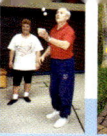

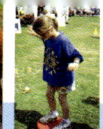

Variation 2: Wie oben, aber die Nummerierung beginnt am Daumen der linken Hand mit 1 und endet am kleinen Finger der rechten Hand mit 10 (siehe Abb. 10). Nun sollen zum Beispiel Finger 3 und Finger 8 zusammengeführt werden – also beide Mittelfinger – oder 1 und 5, 4 und 9 usw. Sind immer alle Fingerkombinationen richtig?

Variation 3: Bei geübten Gruppen können im Sitzen die Zehen mit hinzugenommen und in gleicher Weise nummeriert werden. Dann erweitert sich das Zahlenspektrum, und es können zum Beispiel 2 und 18 zusammengeführt werden – also der Zeigefinger der linken Hand mit dem mittleren Zeh des rechten Fußes.

Variation 4: Es werden nur die Zehen nummeriert und zusammengebracht.

Variation 5: Wie Variation 2, aber zu Paaren. A und B stehen einander gegenüber. Die Finger von A erhalten die Nummern 1-10, die von B 11-20. Gemeinsam müssen nun möglichst schnell die richtigen Kombinationen gefunden werden.

Fingertheater

Aufgabe: Die Gruppe sucht gemeinsam fünf Vornamen. Diese werden anschließend den einzelnen Fingern zugeordnet, zum Beispiel Daumen = Fritz, Zeigefinger = Gabi, Mittelfinger = Viola, Ringfinger = Bernd, kleiner Finger = Brigitte. Nun ist dichterische Fantasie gefragt. Die Gruppe erfindet gemeinsam eine beliebige Geschichte, in der alle fünf Namen mehrfach in unterschiedlicher Reihenfolge vorkommen. Zum Beispiel „Gabi und Fritz wollen in Urlaub fahren. Natürlich nehmen sie ihren Sohn Bernd und Tochter Viola mit. Während Gabi und Fritz die Vorbereitungen treffen, erkundigt sich Viola, ob sie ihre Freundin Brigitte mitnehmen kann. Brigitte sitzt in der Schule neben Viola. Gabi ist dafür, aber Fritz wendet ein, dass dann womöglich auch Bernd einen Freund mitnehmen möchte. Im Auto sind aber nicht genügend Plätze, um außer Bernd, Viola, Brigitte, Gabi und Fritz noch jemanden mitzunehmen ..." Die Geschichte wird aufgeschrieben. Beim anschließenden Vorlesen passen alle genau auf, denn sobald ein Name genannt wird, spielt das Fingertheater, und es gilt, jeweils den richtigen Finger herauszustrecken und zu bewegen.

Variation 1: Wie oben, aber es werden nicht nur fünf, sondern 10 Namen für die 10 Finger vergeben – fünf weibliche für die linke und fünf männliche für die rechte Hand.

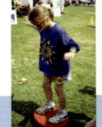

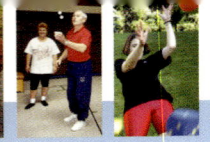

>> **BRAINFITNESS**

Variation 2: Wie Variation 1, aber es erfolgt keine Unterteilung weiblich = links und männlich = rechts, sondern alle Namen werden bunt gemischt.

Variation 3: Wie oben, aber die Geschichte wird nicht aufgeschrieben und vorgelesen, sondern nach der Festlegung der Namen und ihrer Zuordnung zu den einzelnen Fingern entwickelt die Gruppe die Geschichte, indem reihum jede Spielerin bzw. jeder Spieler einen Satz hinzufügt, in dem ein oder mehrere der ausgewählten Namen vorkommen. Dabei müssen dann nicht nur die richtigen Namen und Finger kombiniert und erinnert werden, sondern zusätzlich soll noch eine zusammenhängende Geschichte entstehen.

Anmerkung: Die Geschichte kann natürlich auch in anderem Zusammenhang verfasst und für das Fingertheater fertig mitgebracht werden.

Händefalten

Aufgabe: Die Hände werden abwechselnd gefaltet und geöffnet. Nach jedem Öffnen wird in die benachbarte Lücke gefaltet.

Variation 1: Zu Paaren faltet jeweils im Wechsel A die Hände, und B deutet auf einen beliebigen Finger der gefalteten Hände. Dieser Finger soll dann herausgestreckt werden.

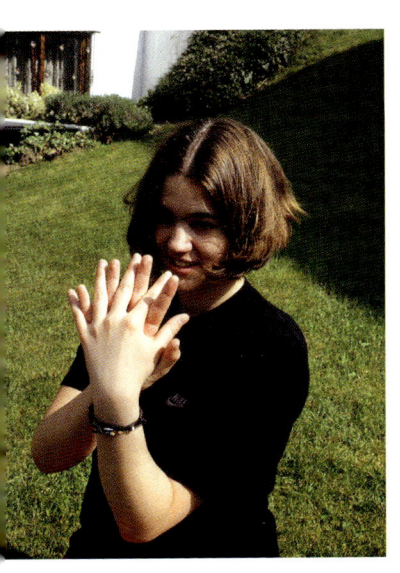

Variation 2: Wie oben, aber es wird nicht auf die Finger gezeigt, sondern nur angesagt „Mittelfinger rechts" usw.

Variation 3: Wie oben, aber die Hände werden erst gefaltet, nachdem die ausgestreckten Arme in Vorhalte überkreuzt wurden. Dann werden die Unterarme gebeugt und eingedreht, sodass die gefalteten Hände eine Drehung von ca. 360° beschreiben. Nun sollen wieder auf Ansage einzelne Finger gestreckt werden.

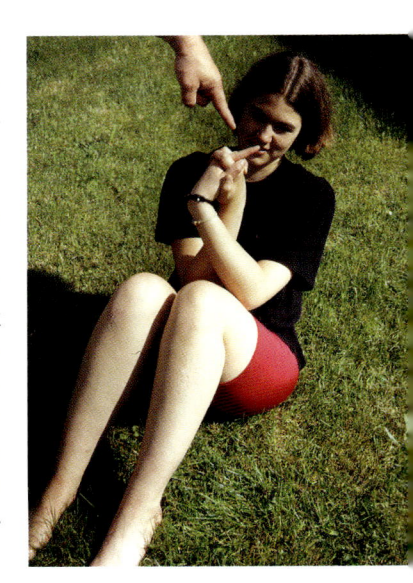

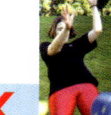

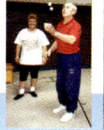

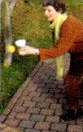

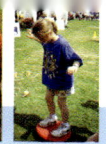

Meine Hände – deine Hände

Aufgabe: Die Gruppe sitzt um einen Tisch, steht um einen Kasten o. Ä. oder liegt im Kreis auf dem Bauch mit Blick zur Kreismitte. Die Hände der benachbarten Spielerinnen und Spieler sind gekreuzt, das heißt jeder legt immer die linke Hand über und die rechte Hand unter die der nebenan sitzenden oder liegenden Person. Reihum sollen nun die Hände auf den Tisch oder auf den Boden klatschen. Wem gehört denn bloß die nächste Hand? Ist es deine oder meine?

Variation 1: Klatscht eine Hand 2 x kurz hintereinander, so wechselt die Bewegungsrichtung.

Variation 2: Es klatscht nicht jede Hand auf den Tisch oder Boden, sondern nur jede dritte.

Variation 3: Die Gruppe sitzt auf dem Boden im Kreis, Blick zur Kreismitte. Anstelle der Hände werden hier die Unterschenkel bzw. Füße gekreuzt. Statt mit den Händen muss nun mit den Füßen geklatscht bzw. getreten werden.

Linien gehen

Aufgabe: Die Gruppe verteilt sich in der Halle. Es soll auf den Spielfeldmarkierungen in der Halle balanciert werden.

Variation 1: Die Farbe der Linie soll mit einem eigenen Kleidungsstück übereinstimmen.

Variation 2: Die Linie soll zuerst von einem festen Punkt aus nur mit den Augen verfolgt werden (trainiert den Augenmuskel!). Erst dann wird auf der Linie balanciert.

Variation 3: Wie 2, aber zu Paaren. A verfolgt die Linie zunächst mit den Augen und geht dann mit geschlossenen Augen den Weg möglichst genau nach. B begleitet dabei A – gegebenenfalls mit Handfassung – und achtet darauf, dass es keine Kollision mit anderen Paaren gibt.

Variation 4: Wie 2, aber es ist eine bestimmte Gangart einzuhalten - im Ballenstand, gebeugt, gestreckt ...

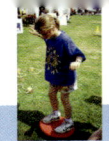

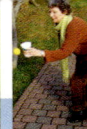

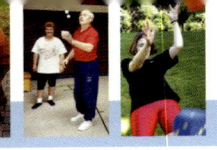

Abstrakte Linienmalerei

Aufgabe: Ein großes Plakat mit einem unübersichtlichen Liniengewirr steht im Mittelpunkt. Es wird für alle sichtbar aufgehängt oder auf dem Boden ausgelegt. Abstrakte Linienverläufe mit vielen Kurven zwischen jeweils einer Zahl und einem Buchstaben (vgl. Beispiel im Anhang, S. 146) sollen zunächst im Liniengewirr ausfindig gemacht und mit den Augen verfolgt werden. Jedes Gruppenmitglied sucht sich eine beliebige Zahl als Start aus und verfolgt die entsprechende Linie bis zu ihrem Endpunkt, der an einem Buchstaben liegt. Den Linienverlauf prägt sich jede Spielerin bzw. jeder Spieler gut ein. Nach dieser Einspeicherungsphase sucht sich jede bzw. jeder einen beliebigen Startpunkt im Raum und läuft oder geht von dort aus, möglichst exakt dem imaginären Linienverlauf folgend. Gleichzeitig müssen die Raumwege der anderen Gruppenmitglieder beachtet werden, denn es soll möglichst keine Zusammenstöße geben.

Variation 1: Wie oben, aber es werden Gruppen zu drei, vier oder fünf Personen gebildet, denen jeweils ein Plakat mit Liniengewirr zur Verfügung steht. Jede Spielerin bzw. jeder Spieler verfolgt die Linie einer Zahl. Bei einer Dreiergruppe gibt es die Linien 1, 2 und 3, deren Endpunkte mit A-C gekennzeichnet sind. Bei einer Fünfergruppe sind es die Linien 1-5 und die Endpunkte A-E. Nach der Einspeicherungsphase stellen sich die Personen 1 bis X in einer Reihe auf. Ihnen gegenüber werden Markierungen als Endpunkte aufgestellt (zum Beispiel Markierungskegel, Keulen o. Ä.). Dann verfolgen 1, 2, 3 ... jede bzw. jeder den eigenen Raumweg entsprechend der eigenen Linie auf dem Plakat. Stimmt der Linienverlauf, so müssen am Schluss alle Endpunkte von einer Person besetzt sein. Je besser das Zusammenspiel in der Gruppe, desto harmonischer wird das Tempo aufeinander abgestimmt. Mit viel Übung wird das Ziel sogar zeitgleich erreicht.

Variation 2: Wie oben, aber jede Linie ist mit zwei Personen besetzt, einer am Start (Zahl) und einer am Endpunkt (Buchstabe). Auf der imaginären Linie wechseln beide die Plätze. Sind alle Linienverläufe richtig, sind am Ende wieder alle Start- und Zielpunkte besetzt, und die Gruppe bildet quasi eine Gasse.

Hindernisparcours

Aufgabe: Nacheinander sollen alle Gruppenmitglieder einen Hindernisparcours gehend überwinden, zum Beispiel zunächst einer Linie folgen, direkt im Anschluss einen Weichboden überqueren, von da geht es über eine Bank, das nächste Stück muss überwunden werden, indem nur auf ausgelegte Bierdeckel getreten werden darf, dann folgt das Balancieren über ein flach liegendes Tau, von dort muss durch ein umgedrehtes Kastenteil gewatet werden, das mit einem großen zusammengeknüllten Schwungtuch gefüllt ist usw.

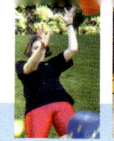

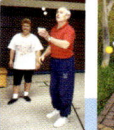

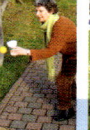

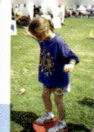

Variation: Wie oben, aber in Dreiergruppen. A und B führen und geben C sprachliche Informationen über die Wegstrecke. C hält die Augen geschlossen. (Nur mit geübten Gruppen!)

Material: Verschiedene Geräte, die als Parcours aufgebaut werden mit möglichst wechselndem Untergrund.

Anmerkung: Es ist unbedingt auf Absicherung zu achten. Am besten sollte der Parcours nur zu Paaren oder in Dreiergruppen überwunden werden.

Bierdeckelparcours

Aufgabe: Die Spielleitung legt im Raum einen Parcours aus Bierdeckeln aus. Der Abstand zwischen den Deckeln sollte einer durchschnittlichen Schrittlänge, also ca. 55-65 cm, entsprechen.

Die Teilnehmerinnen und Teilnehmer bewegen sich hintereinander in einer Schlange über den Parcours, indem sie nur auf die Bierdeckel treten.
    Der Schwierigkeitsgrad lässt sich variieren durch Positionsveränderung der Bierdeckel. Werden diese in einer Linie hintereinander gelegt, ist das Balancieren schwieriger, als wenn immer ein Deckel links und einer rechts neben einer gedachten Mittellinie liegt.
    Der Abstand zwischen den Deckeln kann verändert werden: große Abstände – große Schritte, kleine Abstände – kleine Schritte.
    Je nach Gruppe, kann der Parcours von den Teilnehmerinnen und Teilnehmern einzeln allein bewältigt werden oder mit gegenseitiger Hilfestellung. So können zum Beispiel Paare oder Dreiergruppen gebildet werden, von denen immer eine Person den Parcours überwindet und dabei von einer oder zwei anderen an den Händen gehalten wird.

Achtung: Abstände so wählen, dass Springen – und damit Rutschgefahr - vermieden wird! Je nach Untergrund/Fußbodenbelag, müssen die Bierdeckel eventuell mit doppelseitigem Klebeband befestigt werden, damit die Deckel nicht rutschen!!!

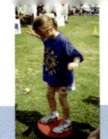

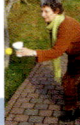

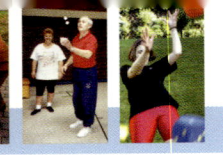

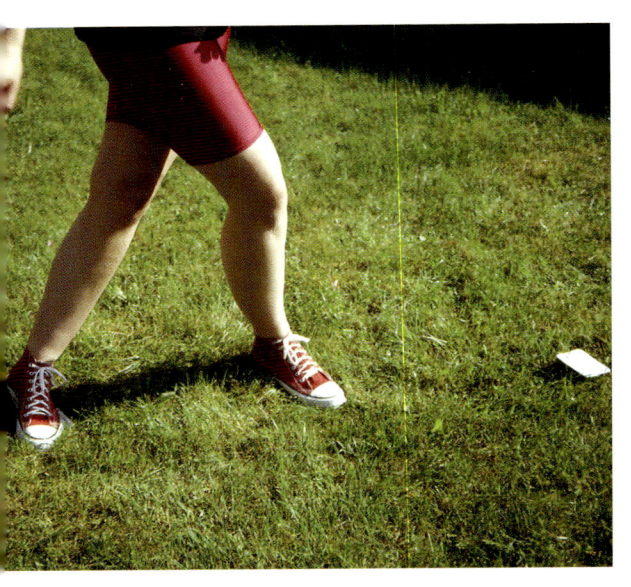

Variation 1: Die Gangart zur Bewältigung des Parcours wird jeweils vorher festgelegt: zum Beispiel nur die Ballen aufsetzen und nicht über den Bierdeckel hinaustreten; vorwärts oder rückwärts gehen; seitwärts gehen mit Überkreuzen der Beine ...

Variation 2: Wie oben, aber als zusätzliche Schwierigkeit muss etwas über den Parcours balanciert werden, das nicht herunterfallen darf: zum Beispiel ein Bierdeckel auf dem Kopf; ein Bierdeckel, auf dem wie auf einem Tablett ein Plastikbecher oder – noch schwieriger – ein Tischtennisball transportiert wird ...

Variation 3: Es gibt keinen festgelegten Parcours, sondern nur eine Strecke – zum Beispiel von einer Wand zur anderen –, die von allen Teilnehmerinnen und Teilnehmern unter Einsatz der Bierdeckel zurückgelegt werden muss. Je Person werden 3 Bierdeckel verteilt. Damit soll die Strecke überwunden werden, ohne jemals mit den Füßen direkt den Boden zu berühren. Das heißt, jeder Fuß kann auf einem Bierdeckel stehen, während der dritte Deckel immer wieder nach vorn gelegt wird, um sich so Stück für Stück dem Ziel zu nähern.

Zielwerfen

Aufgabe: Von einem festgelegten Startpunkt aus sollen Bierdeckel in einen am Boden liegenden Reifen oder in eine geklebte Markierung geworfen werden. Jede Spielerin erhält eine bestimmte Anzahl, zum Beispiel 10 Bierdeckel. Wie viele treffen in die Reifenmitte?

Variation 1: Wie oben, aber der Reifen liegt nicht am Boden, sondern wird frei schwebend aufgehängt.

Variation 2: Wie oben, aber es werden andere Geräte geworfen, zum Beispiel Indiacabälle, rollende Bälle o. Ä.

SPORTPRAKTISCHE ÜBUNGSSTUNDE

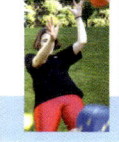

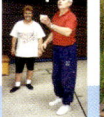

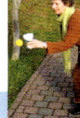

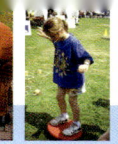

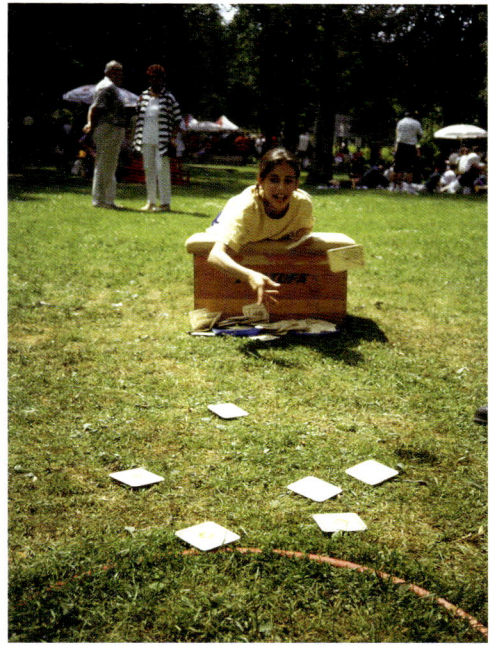

Variation 3: Wie oben, aber es ist größere Zielgenauigkeit gefragt, wenn Tennisringe über Fahnenständer geworfen werden müssen.

Material: Je vier Personen ein Reifen und mehrere Bierdeckel oder ein Fahnenständer und mehrere Tennisringe.

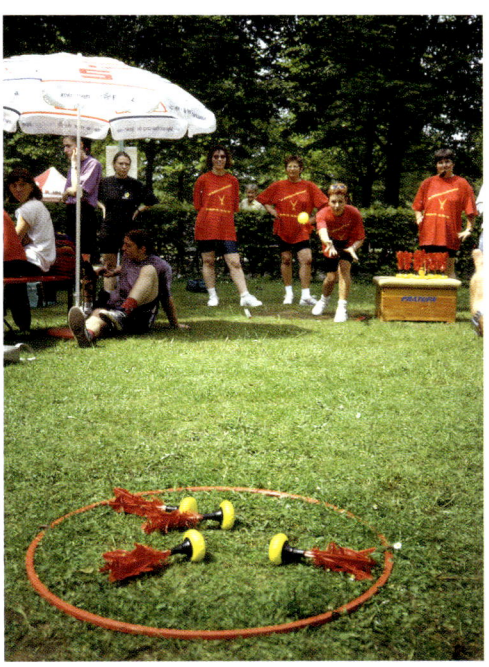

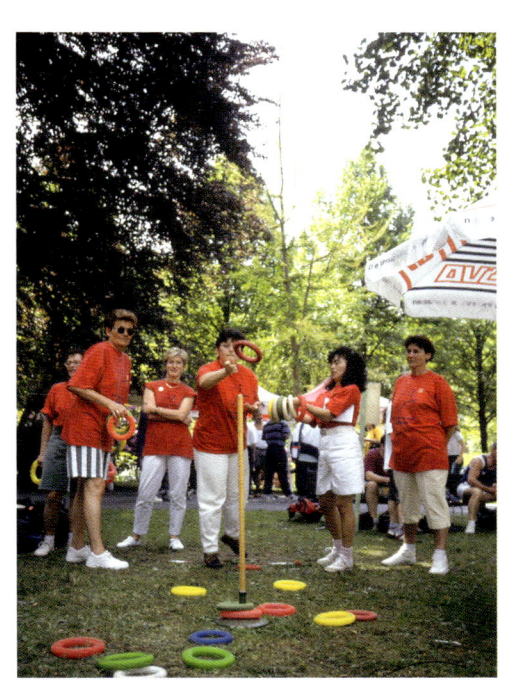

>> BRAINFITNESS

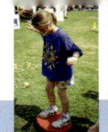

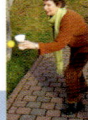

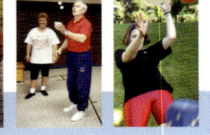

◯ ◖ Stehaufmännchen

Aufgabe: Zunächst soll auf dem Rebounder vorsichtig gefedert, später gesprungen werden.

Variation: Wie oben, aber einen kurzen, vorgegebenen Rhythmus nachspringen, zum Beispiel kurz – kurz – kurz – lang – lang – lang ...

Material: Rebounder.

Anmerkung: Je nach Trainingszustand der Gruppe sollte die Übung zu Paaren oder in Dreiergruppen ausgeführt werden, wobei jeweils A und B absichern, während C springt.

◯ Pedalofahren

Aufgabe: Es finden sich jeweils Dreiergruppen um ein Pedalo. A steht auf dem Pedalo, B und C sichern ab. A probiert, das Pedalo vorwärts zu bewegen.

Anmerkung: Vorsicht beim Bremsen!!! Geübte Gruppen oder Kinder und Jugendliche benötigen in der Regel keine Hilfestellung und können sich allein mit dem Pedalo vorwärts bewegen. Erwachsene benötigen meist Unterstützung.

Material: Je drei Personen ein Pedalo.

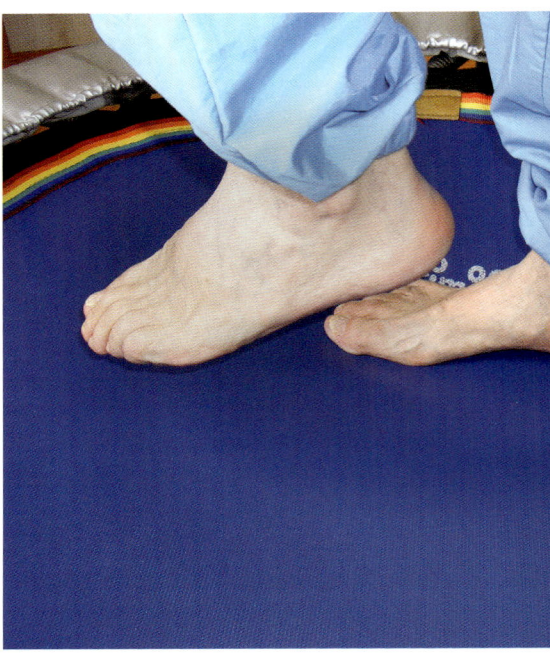

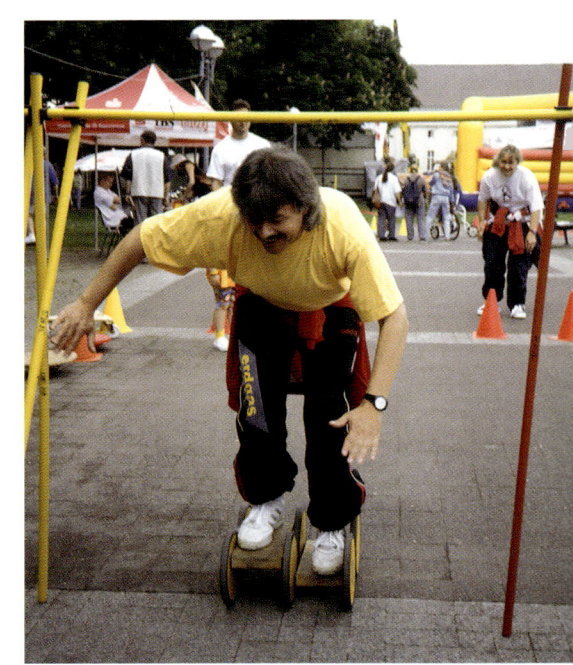

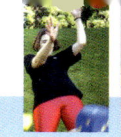

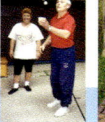

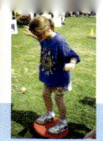

Primaballerina

Aufgabe: Es finden sich jeweils Dreiergruppen um einen Therapiekreisel. A steht auf dem Therapiekreisel, B und C sichern ab. A versucht, in verschiedensten Positionen das Gleichgewicht zu halten bzw. wieder zu gewinnen, mit etwas Übung auch mit geschlossenen Augen.

Material: Je drei Personen ein Therapiekreisel.

Anmerkung: Sofern entsprechende Geräte vorhanden sind, können auch Spezialkonstruktionen eingesetzt werden, zum Beispiel drei Therapiekreisel, die durch eine Holzplatte in der Mitte miteinander verbunden sind. Drei Personen müssen hier durch geschicktes Zusammenspiel kleine Bälle oder Murmeln so auf der Holzplatte bewegen, dass sie in dafür vorgesehene gestanzte Löcher fallen (siehe Foto rechts). Ganz ähnlich, aber einzeln zu nutzen, sind bewegte Geduldsspiele. Dabei sind ebenfalls Kugeln oder kleine Bälle in den Mittelpunkt eines Labyrinths zu bringen. Die Kugeln werden durch entsprechende Körperbewegungen auf dem Therapiekreisel bewegt, der hier nicht wirklich Kreisel, das heißt nicht rund, sondern mit einem vorgebauten Spieltableau versehen ist (siehe Foto Mitte).

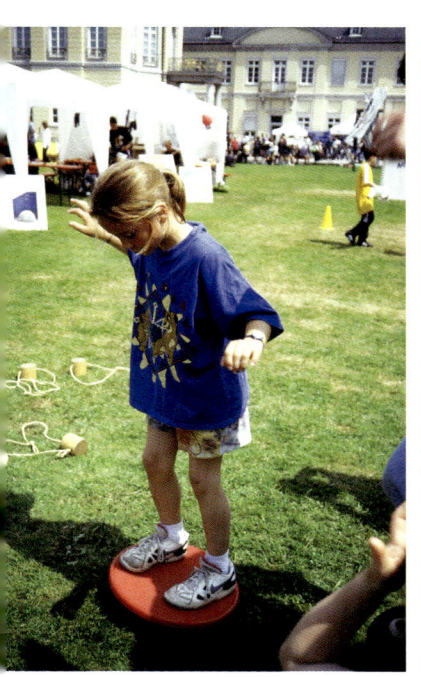

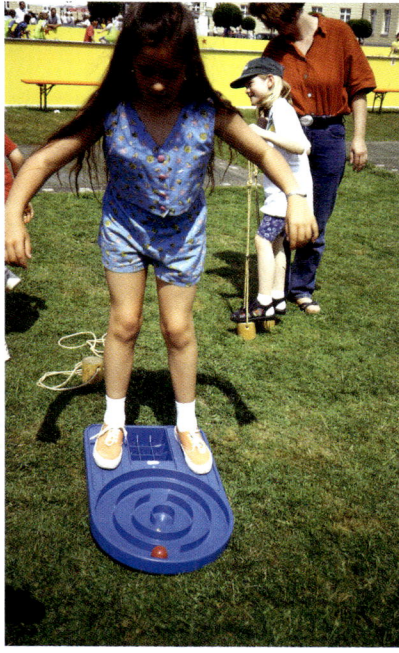

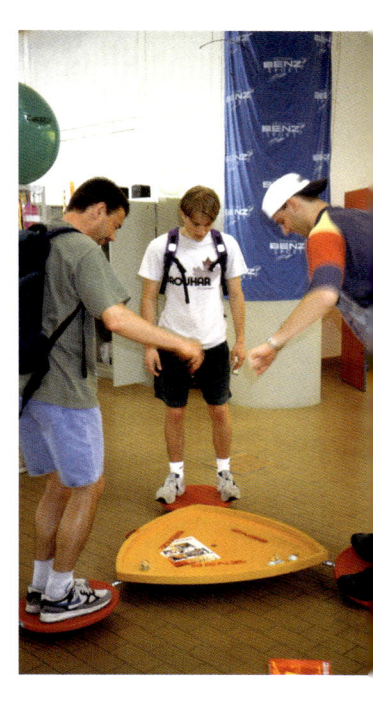

Hackenstand

Aufgabe: Die Übenden gehen in den Hackenstand und versuchen, sich möglichst lange dort zu halten. Es darf mit den Armen ausbalanciert werden!

Anmerkung: Es sollte eine Möglichkeit zum Festhalten in der Nähe oder eine Wand im Rücken vorhanden sein, sonst zu Paaren ausführen! Nur mit geeigneten Schuhen ausführen!

Bechertennis

Aufgabe: Zu Paaren spielen A und B sich im Stand einen Tischtennisball mithilfe von Trink- oder Joghurtbechern zu – der Ball springt 1 x auf dem Boden auf.

Variation 1: Wie oben, aber ohne Aufspringen.

Variation 2: Wie oben, aber mit zwei Bällen, die beide gleichzeitig von A und B gespielt werden.

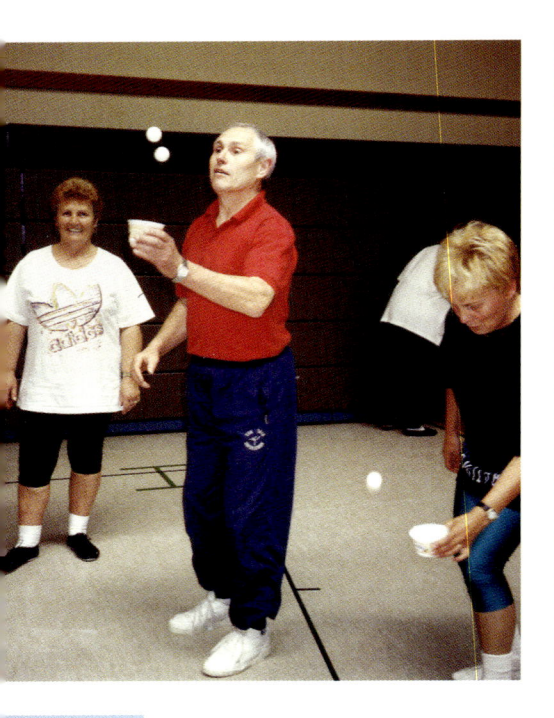

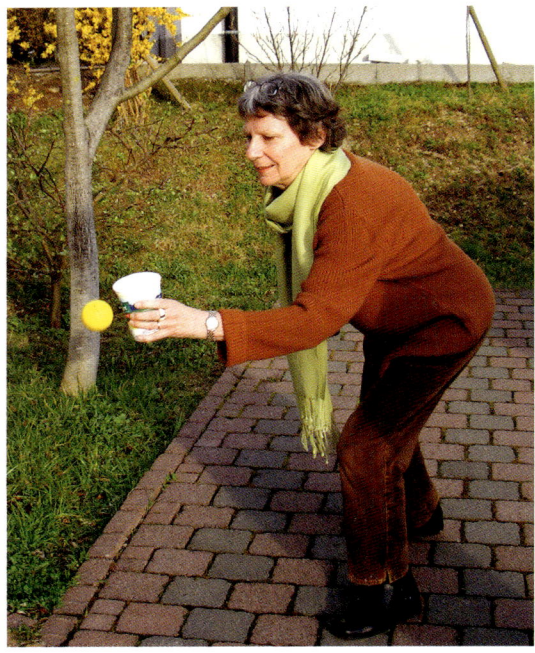

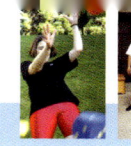

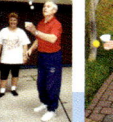

Variation 3: Wie 2, aber A bzw. B spielt jeweils beide Bälle auf einmal.

Variation 4: Wie oben, aber in der Fortbewegung.

Variation 5: Wie oben, aber mit der ungewohnten Hand – also bei Rechtshändern mit der linken.

Variation 6: Wie oben, aber der Ball wird rückwärts über den Kopf gespielt.

Variation 7: Wie oben, aber A und B haben jeweils zwei Joghurtbecher, in jeder Hand einen und spielen im Wechsel mit der linken und rechten Hand.

Material: Je Person 1-2 Joghurtbecher und ein Tischtennisball.

Namensball

Aufgabe: Die Gruppe steht im Kreis. Die Namen in der untereinander noch unbekannten Gruppe sollen erlernt werden. Dazu wird in beliebiger Reihenfolge der Ball mit Werfen und Fangen zugespielt. A wirft B den Ball zu. Erst wenn B gefangen hat, nennt A den eigenen Namen. Nun verfährt B in gleicher Weise, wirft den Ball zu C, wartet, bis C gefangen hat. Erst dann nennt B seinen bzw. ihren Namen usw.

Anmerkung: Dieses Spiel wird vielerorts in ähnlicher Weise gespielt. Nicht immer müssen Namen genannt werden – es können auch Pflanzen, Tiere, Städte o. Ä. sein. Entscheidend beim Namenlernen ist jedoch, dass zunächst die Reihenfolge der Handlungen genau eingehalten wird. Das Gehirn kann immer nur eine Information zurzeit aufnehmen! Wird gleichzeitig geworfen und der Name genannt, kommt häufig eine Information erst gar nicht richtig an oder sie wird nicht richtig gespeichert und kann dann später nicht mehr abgerufen werden. Also: zunächst den Ball zuwerfen. Die fangende Person bewegt beim Fangen die Finger und regt so die Hirndurchblutung an (siehe motorischer Homunculus, Seite 27). Danach ist das Gehirn gut vorbereitet und aufnahmebereit für die neue Information, den unbekannten Namen. Nach einiger Zeit braucht dann das Gehirn eine neue Aufgabe, damit es die Abläufe nicht automatisiert, also mit einer Variation fortsetzen!

Variation 1: Wie oben, aber vor dem Werfen muss immer der Name der Zielperson genannt werden. **Wichtig:** Nachfragen vor dem Werfen ist erlaubt, sonst sind nur diejenigen im Spiel, deren Namen sich allgemein gut eingeprägt haben.

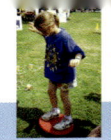

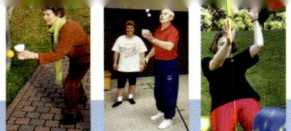

Variation 2: Wie oben, aber bei einem kurzen Stopp werden die Positionen im Kreis gewechselt.

Variation 3: Wie oben, aber die Kreisformation bewegt sich gehend oder laufend durch den Raum.

Variation 4: Wie 3, aber die Gruppe bewegt sich ohne Formation frei im Raum.

Variation 5: Wie oben, aber in einer miteinander vertrauten und namentlich bekannten Gruppe erhalten alle für die Spieldauer neue Namen – Franz wird zu Karl, Frieda wird zu Luise, und Karin heißt ab sofort Gerda. Wer kennt sich da noch aus?

Material: Ein Ball.

Wortknäuel

Aufgabe: Die Gruppe steht im Kreis. Eine Spielerin bzw. ein Spieler beginnt, hält ein Wollknäuel in der Hand und sagt ein beliebiges Wort, zum Beispiel „Schule". Danach hält er oder sie den Fadenanfang fest und wirft dann das Wollknäuel jemand anderem in der Runde zu. Diese Person setzt fort mit einem nächsten Wort, das ihr im Zusammenhang mit „Schule" einfällt, zum Beispiel „Ferien", behält ein Stück Faden in der Hand und wirft dann das Knäuel weiter. Der Fänger oder die Fängerin äußert die nächste Gedankenverbindung, zum Beispiel „Meer". Es könnte weitergehen mit „Salz", „Pfeffer", „Niesen", „Schnupfen" usw. Es wird so lange fortgesetzt, bis ein Netz entstanden ist, das alle Gruppenmitglieder miteinander verknüpft.

Beim Knüpfen des Netzes sollte die Gruppe sich genügend Zeit lassen und bewusst alle Wörter aufnehmen und in das Gedächtnis einspeichern. Gutes Erinnerungsvermögen ist gefragt, wenn es zum zweiten Teil des Spiels geht. Dann muss nämlich das Wollknäuel wieder aufgewickelt werden.

Damit nicht die Letzten im Vorteil sind und die Informationen bei allen aus dem Arbeitsgedächtnis ins Gedächtnis eingespeichert werden können, sollte sich die Gruppe nach der ersten Phase und vor dem Aufwickeln kurz ablenken. Dazu kann sie zum Beispiel versuchen, sich gemeinsam mit dem Netz im Raum fortzubewegen, ohne dass Löcher entstehen. Je nach Beweglichkeit der Gruppe können dazu verschiedene Gangarten eingesetzt werden. Schaffen es alle gemeinsam, sich auf den Boden zu setzen oder gar zu legen, ohne dass das Netz kaputtgeht?

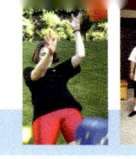

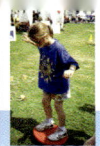

Nach der Ablenkungsphase geht es ans Aufwickeln. Dazu muss die Wortkette rückwärts wieder in Erinnerung gerufen werden. Wer „Schnupfen" gesagt hat und den Knäuelrest in der Hand hält, beginnt. Er oder sie soll das Wort des Vorgängers oder der Vorgängerin nennen, also „Niesen", und das Knäuel zu dieser Person werfen. Diese wickelt das Stück Faden auf und versucht inzwischen, auf das vorangegangene Wort zu kommen. Der nächste Wurf geht zurück zum „Pfeffer" usw., bis schließlich das Knäuel wieder vollständig aufgewickelt ist.

Variation 1: Wie oben, aber die Verstrickung wird noch größer. Es wird so lange gespielt, bis jeder zwei Fadenschlingen in der Hand hält, also doppelt so viele Wörter im Spiel sind.

Variation 2: Wie oben, aber die Wörter sollen keinen Zusammenhang miteinander haben, also völlig willkürlich aneinandergereiht werden. Dann wird es mit dem Erinnern schwieriger.

Variation 3: Wie oben, aber bei Gruppen, die sich noch nicht mit Namen kennen, werden nicht beliebige Wörter assoziiert, sondern die eigenen Namen genannt.

Variation 4: Wie Variation 1 und 3 in Kombination, das heißt, jeder Spieler bzw. jede Spielerin kommt 2 x an die Reihe und nennt im ersten Durchgang den Vor-, im zweiten den Nachnamen.

Variation 5: Wie Variation 4, aber die Reihenfolge von Vor- und Nachnamen ist beliebig. Hat jemand also in der ersten Runde den eigenen Nachnamen genannt, so ist dieser beim Aufwickeln erst an zweiter Stelle zu erinnern. Bei anderen Spielerinnen und Spielern kann die Reihenfolge auch umgekehrt sein.

Variation 6: Wie die Ausgangsversion, aber diesmal geht es nicht ums Erinnern, sondern um schnelles Verarbeiten von Informationen und zügiges Kombinieren. Es werden nicht Wörter mit dem Werfen des Knäuels aneinandergereiht, sondern Buchstaben. Wichtig ist, die Buchstaben so auszuwählen, dass am Ende als Gemeinschaftsproduktion ein sinnvolles und möglichst langes Wort entsteht. Eine Spielerin oder ein Spieler beginnt zum Beispiel mit „B" und wirft das Knäuel weiter. Die Nächsten setzen fort, zum Beispiel mit „L", „U", „M", „E" usw. So kann bei gutem Zusammenspiel und viel Fantasie ein Wort wie „BLUMENTOPFERD-BALLEN" entstehen. Die Gruppe verabredet vorher, wie viele Sekunden maximal zur Buchstabenfindung gebraucht werden dürfen. Dabei sollten keine zu langen Pausen entstehen. Kann das Wort nicht fortgesetzt werden, wird abgebrochen, und eine neue Runde beginnt. Bei dieser Spielform ist sprachliche Verständigung – außer der Buchstabennennung – nicht erlaubt!

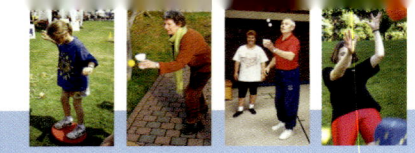

Diese Form kann auch in Mannschaften gespielt werden. Welche Gruppe schafft das längste Wort in einer vorgegebenen Zeit? Abgebrochene Wörter können ebenfalls gezählt werden. Pro Buchstabe wird ein Punkt gezählt. Dies gilt aber nur, wenn die letzte Spielerin oder der letzte Spieler vor dem Abbruch spontan in der Lage ist, das Wort zu nennen, das hätte gebildet werden können oder sollen.

Material: Ein Wollknäuel.

Anmerkung: Günstig ist, wenn das Wollknäuel nicht einfach aus dünnem Garn besteht, sondern aus einer dickeren Kordel. Diese kann zum Beispiel mit einer Strickliesel hergestellt werden oder indem das vorhandene Garn per Fingerhäkeln oder mit einer Häkelnadel mit Luftmaschen mehrmals verhäkelt wird. Die Schnur ist dann besser zu greifen.

Bewegt euch!

Aufgabe: Die Gruppe steht im Kreis. Reihum tritt immer eine andere Person in die Kreismitte, nennt den eigenen Namen und macht eine beliebige Bewegung – zum Beispiel mit den Fingern schnipsen, mit dem Fuß stampfen, sich um die eigene Achse drehen ... Alle anderen sprechen den Namen im Chor und ahmen die jeweilige Bewegung 1 x nach. Sie verknüpfen in Gedanken den Namen mit der Bewegung und versuchen, sich die Kombination zu merken.

Nachdem sich alle so bewegt vorgestellt haben, folgt die nächste Runde, diesmal mit einem Ball. A nimmt Blickkontakt mit einer beliebigen Person im Kreis auf und erklärt: „Ich werfe den Ball jetzt zu Fritz - und nun bewegt euch!" Die Gruppe hat nun die Aufgabe, die richtige Bewegung zu erinnern, und alle führen sie gleichzeitig aus. War es die richtige Bewegung, wirft anschließend A den Ball zu Fritz. War die Bewegung falsch, so muss sie zunächst korrigiert und nochmals gemeinsam ausgeführt werden. Weiß es niemand mehr, muss Fritz helfen. Dann geht es weiter, und Fritz sucht sich ein Ziel für seinen Wurf: „Ich werfe den Ball zu Petra – und nun bewegt euch!" Es folgen mehrere Durchgänge in gleicher Weise, bis alle mehrmals an der Reihe waren.

Anmerkung: Selbstverständlich darf und soll sogar nachgefragt werden, wenn jemand einen Namen vergessen hat. Sinnvoll ist, immer gerade die Gruppenmitglieder für das eigene Zuspiel auszuwählen, deren Namen einem nicht mehr gegenwärtig sind. Durch die Wiederholung prägen sie sich ein.

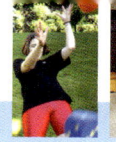

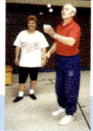

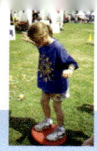

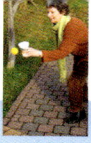

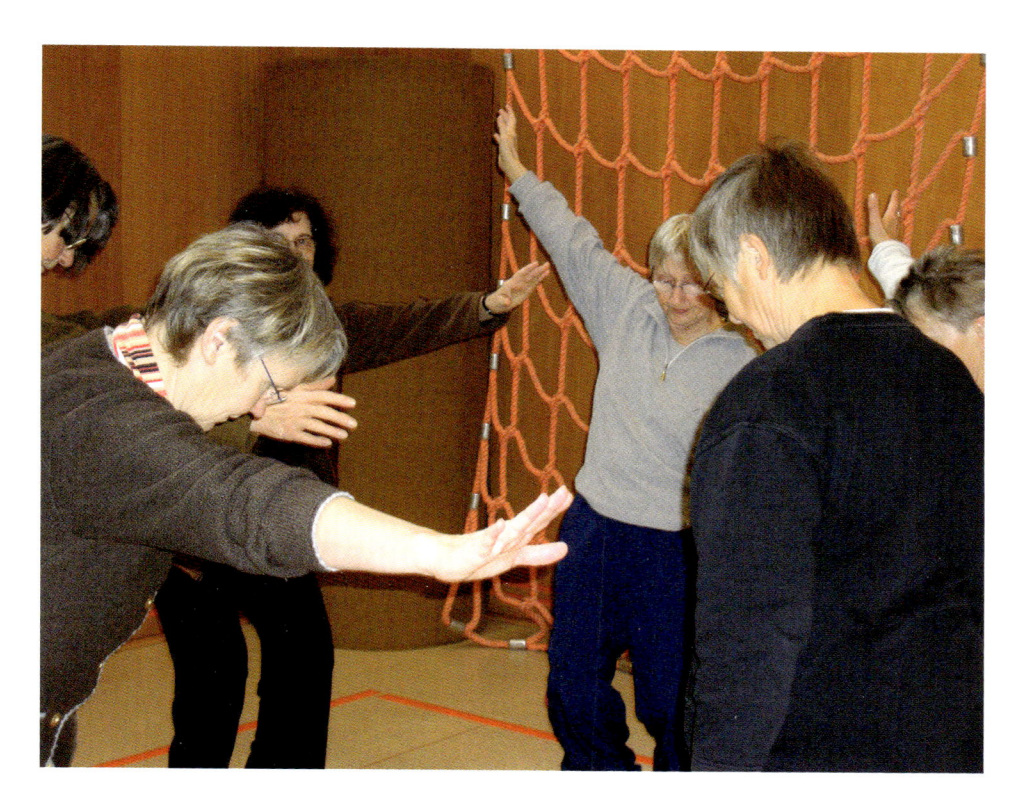

Variation 1: Wie oben, aber jeder Person wird nicht nur eine Bewegung zugeordnet, sondern zwei.

Variation 2: Wie oben, aber die Person, die mit dem Werfen an der Reihe ist, nennt nicht den Namen ihres Gegenübers, sondern zeigt die Bewegung. Die Gruppe ruft dann im Chor den Namen. Erst danach wirft A zu B.

Variation 3: Wie oben, aber wer an der Reihe ist, kann beliebig wählen und entweder mit dem Namen oder der Bewegung einsteigen – bei zwei Bewegungen je Person kann sogar zwischen Namen und zwei verschiedenen Bewegungen gewählt werden. Dann muss die Gruppe die jeweils fehlende Bewegung und den Namen ergänzen.

Material: Ein Ball.

» BRAINFITNESS

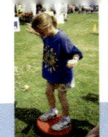

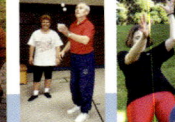

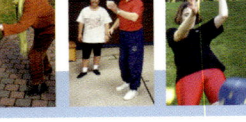

○ Bälle, Bälle, Bälle

Aufgabe: Die Gruppe steht im Kreis. Ein Ball soll möglichst schnell herumgegeben werden. Ständig kommen weitere Bälle hinzu, die angenommen und weitergegeben werden müssen. Größe und Material der Bälle sollte dabei möglichst unterschiedlich sein – Medizinball, Tischtennisball, Wasserball, Softball, Gymnastikball, Luftballon, Fußball ...

Variation 1: Wie oben, aber die Bälle werden reihum geworfen und gefangen.

Variation 2: Wie oben, aber es gibt keine Reihenfolge, sondern es wird durcheinander zugespielt. Dabei ruhig zunächst Chaos erzeugen durch Menge an Bällen und das unsystematische Zuspiel – das bringt das Gehirn aus der Ruhe! Dann nach kurzem Stopp Bälle erst allmählich nacheinander wieder ins Spiel nehmen!

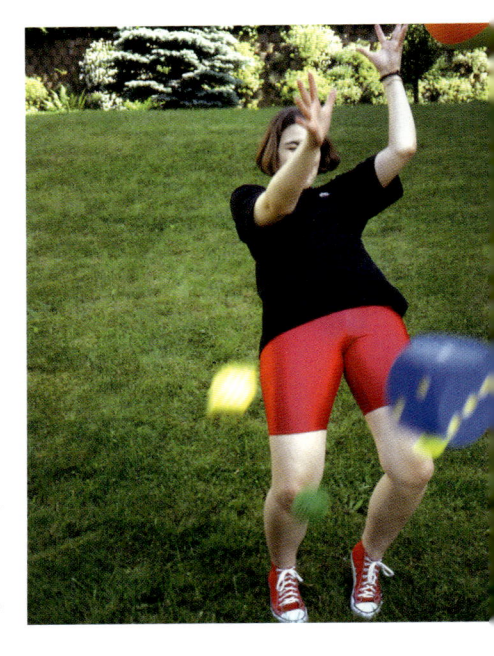

Variation 3: Wie oben, aber die verschiedenen Bälle sollen in verschiedener Art geworfen werden - der Medizinball mit beiden Händen von unten, der Tischtennisball mit der linken Hand, Abwurf aus der Haltung zwischen Daumen und Zeigefinger, der Gymnastikball mit rechts unter dem rechten Unterschenkel hindurch usw.

Material: Viele Bälle aus verschiedenem Material in unterschiedlichen Größen.

○ ◐ 🔵 Kugelrund

Aufgabe: Die Gruppe steht im Kreis. Die Aufgabe besteht darin, dass eine Kugel – das kann ein Tischtennisball, ein Tennisball, ein Wasserball, ein Gymnastikball, aber auch eine Billardkugel o. Ä. sein – in der Runde weitergegeben wird. Die Kugel darf nur mit den beiden Daumen berührt, dazwischen eingeklemmt und weitergegeben werden. Die Nachbarin oder der Nachbar nimmt die Kugel wieder mit den eigenen beiden Daumen ab und gibt sie in gleicher Weise weiter. Wie viele Runden schafft die Gruppe, ohne dass die Kugel herunterfällt?

SPORTPRAKTISCHE ÜBUNGSSTUNDE

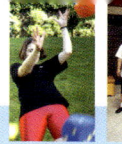

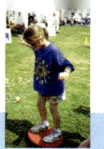

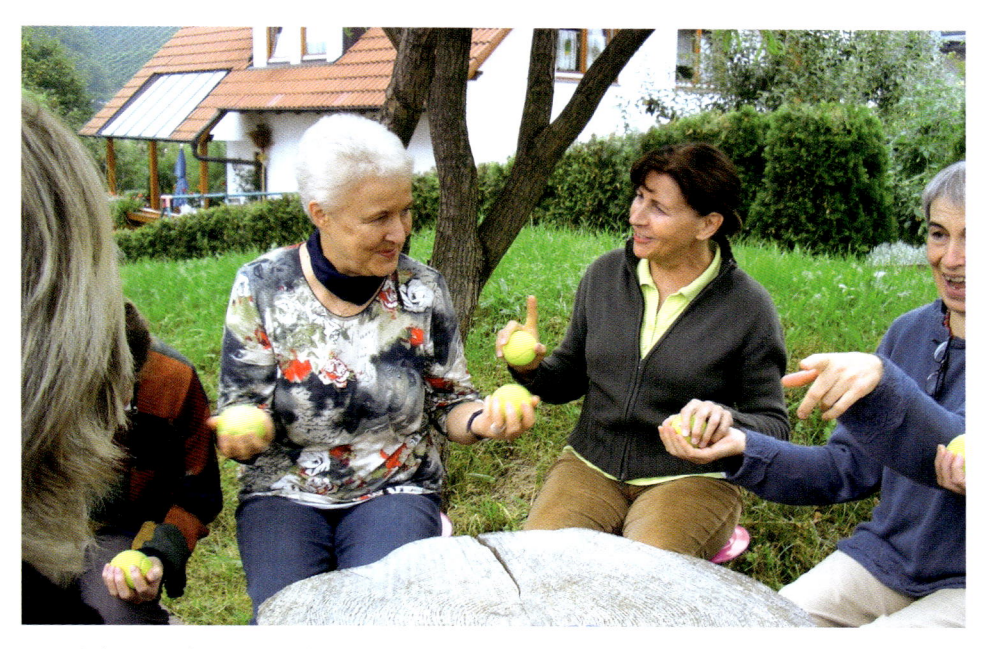

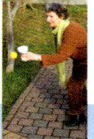

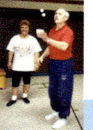

Der Schwierigkeitsgrad lässt sich durch die Wahl der Kugel - ihr Gewicht, ihre Oberfläche, ihre Größe usw. – bestimmen.

Variation 1: Wie oben, aber es werden anstelle der Daumen nur die Zeigefinger oder nur die Mittelfinger, nur die Ringfinger oder nur die kleinen Finger eingesetzt.

Variation 2: Wie 1, aber die Finger werden – möglichst ohne vorherige Ansage – bei jeder Runde gewechselt - in der ersten Runde die Daumen, dann die Zeigefinger usw.

Variation 3: Wie oben, aber es dürfen die Hände insgesamt benutzt werden. Dafür sind jedoch mehr Kugeln im Spiel, die schnell weitergegeben werden sollen. Am Ende sollte es eine Kugel weniger als Personen in der Runde sein.

Variation 4: Wie oben, aber es werden mehrere verschiedenartige Kugeln in Umlauf gebracht.

Variation 5: Wie oben, aber es wird in zwei Mannschaften gespielt. Welche Mannschaft ist geschickter und schafft die meisten Runden?

Material: Eine oder mehrere verschiedenartige Kugeln bzw. Bälle.

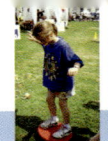

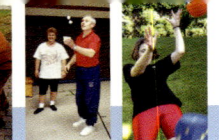

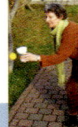

Bunte Ballons

Aufgabe: Die Gruppe steht im Kreis. Ein Ballon soll durch gegenseitiges Zuspiel in der Luft gehalten werden. Dabei werden zunächst die Hände benutzt, später bei jedem Ballonkontakt ein anderer Körperteil, zum Beispiel Schulter, Ellbogen, Knie ...

Variation 1: Wie oben, aber mit zwei, drei, vier, fünf ... Ballons; keiner soll auf den Boden fallen. Bei einer großen Gruppe können zwei Mannschaften gebildet werden. Welcher Mannschaft gelingt es am längsten, alle Ballons in der Luft zu halten? Welche Mannschaft hat weniger Fehlerpunkte (die gibt es für jeden Ballon, der herunterfällt und den Boden berührt)?

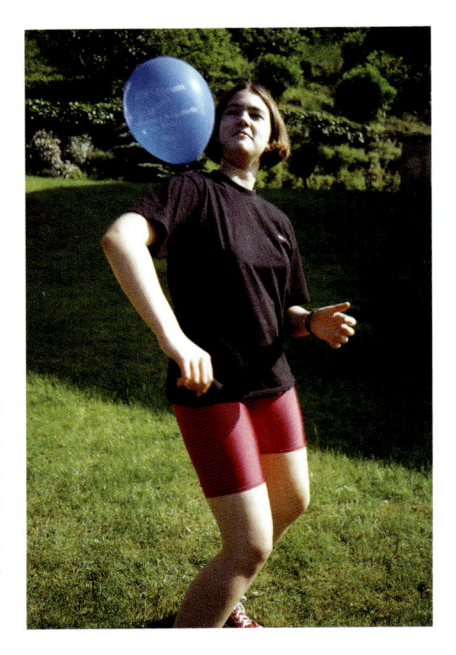

Variation 2: Wie oben, aber die Formation bewegt sich beim Spiel gehend oder laufend durch den Raum.

Variation 3: Es sind zwei Ballons im Spiel. Auf einem steht groß und deutlich sichtbar (mit wasserfesten Folienstiften beschriften!) ein R, auf dem anderen ein L. Der Ballon mit dem R darf nur mit der rechten Hand berührt und geschlagen werden, der mit dem L nur mit der linken. Zum leichteren Erkennen können unterschiedliche Farben gewählt werden. Ein wenig Chaos gefällig? Dann kann auch verabredet werden, dass der R-Ballon immer links zu schlagen ist und der L-Ballon rechts!

Variation 4: Es sind zwei, später mehr verschiedenfarbige Ballons im Spiel. Die Ballons werden geworfen, nicht geschlagen. Mit Blickkontakt muss sich die Gruppe verständigen, wer wem wann einen Ballon zuwirft, denn es darf immer nur einer zur gleichen Zeit geworfen werden. Wer den Ballon fängt, nennt eine Obstsorte oder eine Blume, die in der entsprechenden Farbe vorkommt. Erhält also jemand einen gelben Ballon, und die Gruppe hat sich auf Obstsorten geeinigt, könnte Banane, Sanddorn oder Mirabelle das richtige Stichwort sein. Ist die Wahl auf Blumen gefallen, wären beim Erhalt eines blauen Ballons zum Beispiel Vergissmeinnicht, Rittersporn oder Iris zu nennen.

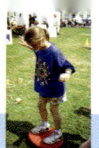

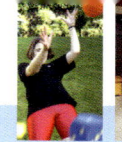

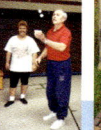

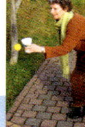

Werfen zwei oder mehr Gruppenmitglieder gleichzeitig ihre Ballons, erhalten die Betreffenden je einen Minuspunkt. Weitere Minuspunkte werden verteilt, wenn jemand ein falsches Stichwort nennt, zum Beispiel Osterglocke beim Erhalt eines roten Ballons. Wer übersteht die Spielrunde mit den wenigsten Punkten?

Material: Bunte Luftballons, verschiedene Farben und wasserfeste Folienstifte zum Beschriften.

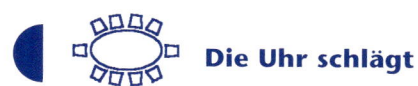

Die Uhr schlägt

Aufgabe: Die Gruppe steht im Kreis. Reihum wirft immer ein Gruppenmitglied zwei große Schaumstoffwürfel in die Kreismitte. Die Augen beider Würfel werden addiert. Die Augenzahl gibt jeweils eine Tageszeit vor. Zum Beispiel eine 5 und eine 3 ergeben in der Addition 8, also 8 Uhr. Die Spielerin oder der Spieler zeigt daraufhin eine Bewegung, die darstellt, was er oder sie gewöhnlich zu dieser Zeit tut. Die Gruppe errät aus der Bewegung die entsprechende Tätigkeit. Wer würfelt, kann frei wählen, ob die gewürfelte 8 für 8.00 Uhr morgens oder 20.00 Uhr abends steht.

Variation 1: Wie oben, aber mit vier Würfeln. Dann ergibt sich keine Wahlmöglichkeit.

Variation 2: Wie oben, aber es wird nicht mit großen Schaumstoffwürfeln für alle sichtbar gewürfelt, sondern mit kleinen Würfeln. So sieht nur die Person, die gerade an der Reihe ist, sowie eine benachbarte Person, die Vorgabe für die pantomimische Darstellung. Der Gruppe bleibt dieser Hinweis vorenthalten. Sie muss, ohne die Tageszeit als Anhaltspunkt, allein aus der Bewegung, erraten, um welche Tätigkeit es sich bei der Darstellung handelt.

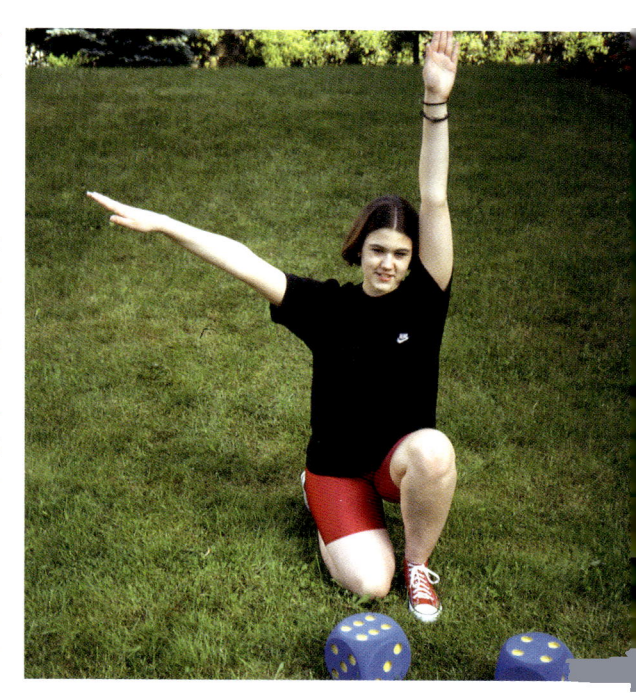

Variation 3: Die Uhrzeiten werden wie oben gewürfelt. Alle Gruppenmitglie-

der sollen nun so schnell wie möglich nach dem Würfeln die entsprechende Uhrzeit mithilfe beider Arme optisch darstellen wie bei der Analoganzeige einer Uhr. Die Arme werden als Zeiger eingesetzt. Bei 12.00 Uhr sind beide Arme nach oben gestreckt. Bei 9.00 Uhr wird der rechte Arm in Schulterhöhe zur Seite gestreckt, der linke zeigt senkrecht in die Höhe usw. Die Gruppe muss sich verständigen, aus welcher Position die Uhr zu betrachten ist. Am besten sollte die Uhrzeit immer für die Gegenüberstehenden sichtbar angezeigt werden. Wie oft geht die Uhr völlig falsch oder spiegelverkehrt?

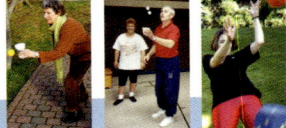

Variation 4: Wie oben, mit zwei Würfeln. Die Würfelaugen stehen diesmal nicht für die Uhrzeit, sondern für den Monat, also 1 für Januar, 2 für Februar ... 12 für Dezember. Es wird reihum gewürfelt, und ständig ist die gesamte Gruppe gefordert, denn so schnell wie möglich sollen alle diejenigen in die Kreismitte treten, die im jeweiligen Monat geboren sind.

Wacher Rücken

Aufgabe: Die Mitspielenden finden sich zu Paaren zusammen. A und B stehen hintereinander. A schreibt auf den Rücken von B mit dem Zeigefinger groß und deutlich eine Zahl. B versucht, die Zahl zu erspüren und nennt sie A. Rät B nicht gleich beim ersten Mal richtig, gibt es einen zweiten und dritten Versuch zur korrekten Lösung. Zunächst sollte mit einstelligen Zahlen begonnen werden. Nach einiger Übung können auch zwei-, drei-, vier- oder mehrstellige Zahlen erfühlt und erinnert werden. Nach jeder Ziffer tippt A kurz auf Bs Schulter als Signal dafür, dass ein Zeichen beendet ist. Nach jeder richtig erspürten Botschaft wechseln A und B ihre Funktionen als Sender und Empfänger.

Variante 1: Das Spiel kann auch zum Training der Merkspanne (siehe Seite 53ff.) eingesetzt werden. Dazu müssen die Mitglieder der Gruppe so trainiert sein, dass ihre Schnelligkeit beim Schreiben und Erspüren der Zahlen ausreicht, um den Sekundentakt einzuhalten, also ein Zeichen pro Sekunde. Es werden dann ca. 4-6 Zeichen hintereinander geschrieben. Nachdem A die letzte Zahl geschrieben hat, nennt B sofort die Zahlenfolge, so weit sie erinnert werden kann.

Variation 2: Wie oben, aber anstelle der Zahlen werden Buchstaben geschrieben, später – wie bei den Zahlen erweitert – diesmal zu Wörtern oder gar kurzen Sätzen. Beim Training der Merkspanne sollten zusammenhanglose Buchstabenfolgen, möglichst ohne Vokale, gewählt werden, damit keine aussprechbaren Nonsenswörter entstehen und so der Einsatz von Strategien verhindert wird.

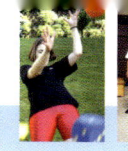

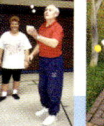

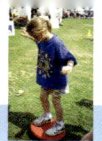

Variation 3: Die zu übermittelnde Botschaft kommt nicht aus dem alphanummerischen Bereich (also weder Zahlen noch Buchstaben), sondern es wird ein Symbol oder ein einfaches Bild gemalt und erraten.

Variation 4: Die von A übermittelte Botschaft wird von B nicht mehr zur Kontrolle genannt, sondern durch eine neue Botschaft an den „wachen Rücken" von B beantwortet: A schreibt auf den Rücken von B „1 + 4 x 3", und B antwortet nonverbal, indem er oder sie die richtige Antwort „15" auf den Rücken von A schreibt.

Variation 5: Beim Umgang mit Buchstaben können zum Beispiel Wörter ergänzt werden. A schreibt „TURNV", und B ergänzt dann „EREIN". Eine weitere Möglichkeit ist, eine Wortkette zu bilden. A schreibt „ABEND", B antwortet „LAND" (Abendland); A setzt fort mit „KARTE" (Landkarte) usw.

Anmerkung: Das Spiel kann auch in Kreisformation ausgeführt werden. Die Information wird dann reihum weitergegeben. Stimmt das, was am Ende ankommt mit der Ausgangsinformation überein?

Tast-Kim

Aufgabe: Unter einem großen Tuch versteckt, liegen verschiedene Materialien und Geräte, zum Beispiel Keule, Ball, Doppelklöppel, ... oder kleine Gegenstände, einzeln in Beuteln verpackt. Sie sollen mit geschlossenen Augen durch Tasten von außen (bei schwierig zu erkennenden Gegenständen auch mal unter dem Tuch oder im Beutel) erkannt werden.

Variation 1: Es werden Mannschaften gebildet. Welche Mannschaft hat zuerst alle Gegenstände richtig erkannt?

Variation 2: Alle Gegenstände sind doppelt vorhanden, einmal unter dem Tuch und einmal für alle sichtbar daneben. Es gilt nun, die Gegenstände in gleicher Formation anzuordnen wie unter dem Tuch.

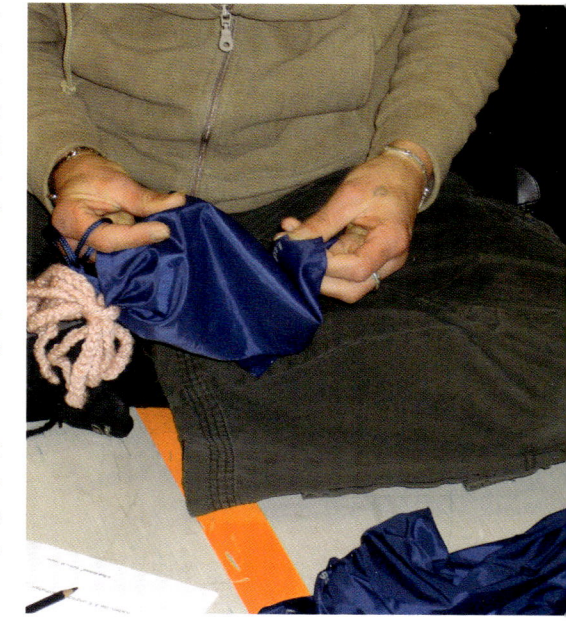

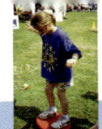

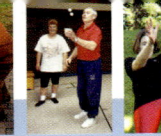

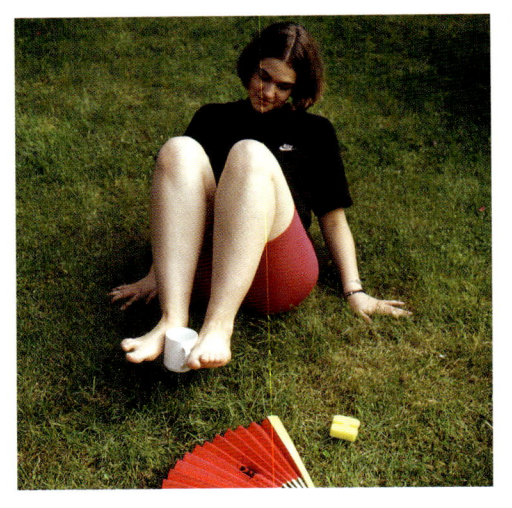

Variation 3: Wie Ausgangsversion, aber es wird bei geschlossenen Augen nicht mit den Händen getastet, sondern mit den Füßen. Selbstverständlich klappt das nur ohne dicke Turnschuhe!

Aura

Aufgabe: Es stehen sich Paare gegenüber. A und B strecken die Arme lang nach vorn in Vorhalte und legen die Handflächen gegeneinander. Sie verharren einige Sekunden in dieser Position. Danach bleibt A stehen, B geht mit geschlossenen Augen drei Schritte rückwärts, dann wieder vor und versucht, die Hände des Gegenübers wiederzufinden. Auch dabei bleiben die Augen geschlossen.

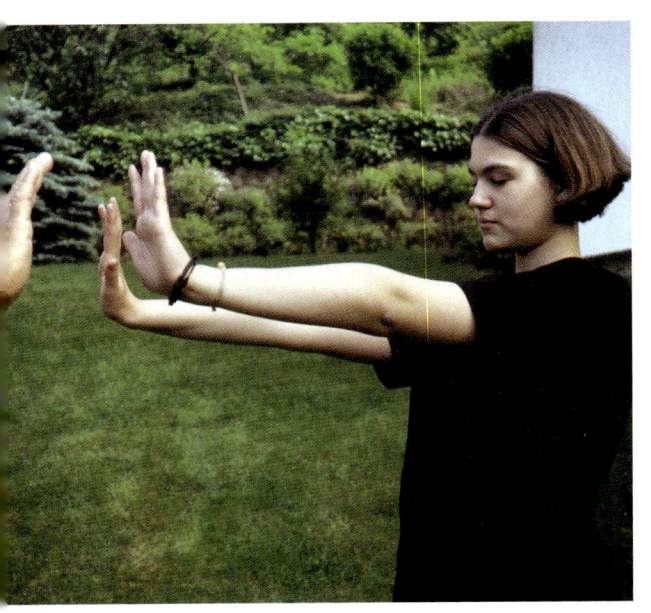

Variation 1: Wie oben, aber die Handflächen werden nicht berührt. A und B versuchen, auch ohne Berührung die „Aura" zu spüren.

Variation 2: Wie oben, aber zusätzlich zum Rückwärtsgehen wird eine ganze Drehung (360°) ausgeführt. Erst dann werden die Hände des Gegenübers wieder gesucht.

Variation 3: Wie oben, aber A und B schließen die Augen.

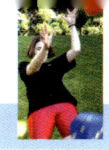

Marionette

Aufgabe: Es finden sich Paare. A liegt auf einer Matte auf dem Boden und stellt eine Marionette dar. B zieht als Puppenspieler an imaginären Fäden und bringt so nacheinander Arme, Beine oder den Kopf in eine beliebige Stellung, in der die Marionette kurz verharren soll.

Material: Je Paar eine Bodenmatte.

Spiegelbild

Aufgabe: Die Spielleitung erläutert eine Situation, bei der jemand vor einem Spiegel steht. Zum Beispiel stehen Sie am Morgen auf und stehen Ihrem unausgeschlafenen Spiegelbild vor einem großen Schrank mit Spiegeltüren gegenüber. Um wach zu werden, beginnen Sie langsam mit einigen Bewegungsübungen.

Diese Situation spielen die Gruppenmitglieder paarweise gegenüberstehend nach. A beginnt mit langsamen, fließenden Bewegungen, zum Beispiel mit einem Arm. B versucht, diese als Spiegelbild möglichst synchron nachzuvollziehen. Dazu ist die langsame Bewegungsausführung zwingend. Später werden weitere Körperteile einbezogen. Wie lange brauchen die Paare, um herauszufinden, welchen Arm der „Spiegel" heben muss, um ein echtes Spiegelbild zu liefern? Je schneller die Bewegung wird und je mehr Gliedmaßen gleichzeitig zum Einsatz kommen, desto mehr Verwirrung gibt es.

Variation 1: Die Paare erfinden selbst Situationen, die sie darstellen und spiegeln: Nervosität bei einer Autofahrt im Stau unter Termindruck, Warten an der Bushaltestelle, Anprobe beim Kleiderkauf ...

Variation 2: Ein Partner oder eine Partnerin überlegt sich die Situation, der „Spiegel" vollzieht ohne Kenntnis der gedachten Situation nach und muss anschließend erraten, was dargestellt wurde.

Variation 3: Wie oben, aber ein Paar stellt die Situation dar, und die anderen Gruppenmitglieder erraten, um was es sich gehandelt hat.

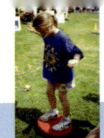

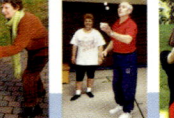

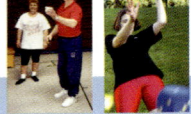

Zeichensprache

Aufgabe: Die Gruppe bewegt sich gehend oder laufend frei im Raum. Alle Spielerinnen und Spieler sind stumm. Sie versuchen, in der Fortbewegung mit einer anderen Person Blickkontakt aufzunehmen oder sich auf anderem Weg zu verständigen und auf diese Weise Paare zu bilden. Haben sich alle Mitspielenden zu Paaren zusammengefunden, führen sie miteinander ein stummes Interview. Nur mit Gestik ist zu klären, wer mit dem Fragen beginnt. Sowohl Fragende als auch Antwortende sind stumm, können sich ausschließlich der Zeichensprache bedienen. Hat jede bzw. jeder eine Frage gestellt und eine beantwortet, geht das Paar auseinander, und es bilden sich neue Formationen. Es gibt keine Zeitvorgabe. Wer noch keinen neuen Partner gefunden hat, bewegt sich so lange frei im Raum, bis ein neues Gegenüber frei wird.

Die Art der Fragen ist den Spielenden freigestellt. Welchen Beruf übst du aus? Was siehst du gern im Fernsehen? Welche Sportarten gefallen dir am besten? ...

Montags-Pantomimen

Aufgabe: Es werden zwei Mannschaften gebildet. Die Spielleitung hat viele Karten vorbereitet, auf denen je ein Alltagsgegenstand abgebildet oder als Wort aufgeschrieben ist, zum Beispiel Staubsauger, Lastwagen, Handy ... Immer ein Mannschaftsmitglied zieht eine Karte und versucht, den dort abgebildeten Gegenstand pantomimisch so darzustellen, dass die eigene Mannschaft ihn möglichst schnell errät. Ist die Lösung gefunden, kommt das nächste Mitglied dieser Mannschaft an die Reihe. Sobald der oder die Pantomime der eigenen Mannschaft mit Sprache zu helfen versucht, wird am Ende ein Punkt abgezogen. Im Übrigen zählt jeder erratene Begriff einen Punkt. Wie viele Begriffe werden in drei Minuten erraten? Nach drei Minuten ist die gegnerische Mannschaft an der Reihe und versucht ihr Glück. Dass die anderen kräftig mitraten - aber leise - und keine Tipps geben, ist Ehrensache.

Variation 1: Wie oben, aber ohne Zeitvorgabe. Die Mannschaften sind jeweils im Wechsel an der Reihe. Werden alle Begriffe erraten?

Variation 2: Wie Variation 1, aber für jede Darstellung stehen 30 Sekunden zur Verfügung. Ist ein Begriff dann nicht geraten, macht die andere Mannschaft weiter.

Variation 3: Wie oben, aber es sind nicht nur Gegenstände zu raten, sondern Sprüche, Redewendungen, Liedanfänge usw.

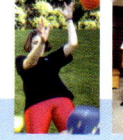

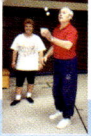

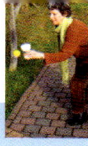

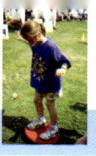

Da geht die Post ab

Aufgabe: Es werden zwei Mannschaften gebildet, die sich in zwei Reihen gegenüber aufstellen. Die Mannschaften arbeiten bei der Postabfertigung in einer Sonderabteilung und sollen schwierig zu transportierende Güter pantomimisch weiterreichen – natürlich ohne Verpackung. In jeder Mannschaft weiß aber immer nur „der Vorarbeiter" oder „die Vorarbeiterin", was überhaupt weitergereicht wird. Die anderen Mitglieder der Mannschaft sollen es erraten.

Die Spielleitung hat Aufgabenkarten vorbereitet, auf denen das Transportgut beschrieben ist. Dabei können die unmöglichsten Gegenstände verschickt werden – ein Glas heißer Tee, ein Rosenstrauch, eine Hand voll Reis, ein Bierfass mit Loch usw. Im Wechsel zieht jeweils die vorn stehende Person einer Mannschaft eine Karte, liest, was transportiert werden soll und reicht diesen Gegenstand pantomimisch weiter. Die anderen Mitglieder der Mannschaft wissen nicht, was sie weitergeben, sollen aber versuchen, es herauszufinden, sobald das Transportgut am Ende ihrer Kette angekommen ist. Nach kurzer Beratung geben sie einen Tipp ab. Drei Rateversuche sind erlaubt. Ist die Lösung dann gefunden, kann die Mannschaft einen Punkt für sich buchen, und die gegnerische Gruppe ist an der Reihe.

Variation: Wie oben, aber es wird nicht als Wettspiel in Mannschaften gespielt, sondern in Kreisaufstellung. Kommt die Gruppe am Ende gemeinsam auf die richtige Lösung?

Scharade

Aufgabe: Es werden – je nach Gruppengröße – zwei oder mehr Mannschaften gebildet. Jede Mannschaft zieht bei der Spielleitung eine Karte. Das Wort, das darauf steht, soll anschließend von der Mannschaft pantomimisch dargestellt und von den anderen Mannschaften geraten werden.

Das gezogene Wort ist in einzelne Buchstaben zu zerlegen. Die Buchstaben sollen nun – in der richtigen Folge nacheinander – durch Tätigkeiten dargestellt werden, die mit diesen Buchstaben beginnen. Heißt das darzustellende und zu erratende Wort zum Beispiel UHR, so sind nacheinander durch entsprechende Aktivitäten die drei Buchstaben pantomimisch umzusetzen. 1. Buchstabe = U wie umarmen oder umfallen; 2. Buchstabe = H wie hüpfen oder hetzen; 3. Buchstabe = R wie Radfahren oder rollen.

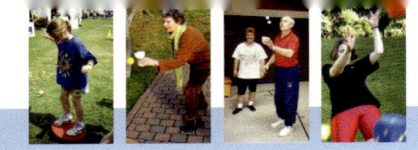

Die anderen Mannschaften beobachten die Darstellungen der Gruppe und versuchen, das jeweilige Wort zu erraten. Wird die Lösung nicht herausgefunden, kann die Spielleitung mit ein paar Tipps nachhelfen.

Variation 1: Wie oben, aber die Buchstaben des Wortes werden nicht in der richtigen Reihenfolge dargestellt, sondern durcheinander, quasi als Buchstabensalat. Die ratenden Mannschaften müssen also nicht nur die Buchstaben erraten, sondern diese auch noch in die richtige Folge bringen.

Variation 2: Anstelle von Wörtern werden ganze Sätze oder Sprüche Wort für Wort pantomimisch dargestellt. Dabei müssen natürlich die einzelnen pantomimischen Erläuterungen der tatsächlichen Wortbedeutung entsprechen.

Erkenn den Ball!

Aufgabe: Die Gruppe hält die Augen geschlossen. Die Spielleitung lässt nacheinander verschiedene Bälle auf den Boden fallen – Tischtennisball, Basketball, Medizinball ... Alle versuchen, am Geräusch zu erkennen, um welche Art Ball es sich gehandelt hat. Etwas einfacher wird es, wenn die Ballauswahl zuvor allen gezeigt wird.

Variation: Die Bälle sollen nicht am Geräusch, sondern an ihrer Form und am Material durch Tasten erkannt werden. Dazu müssen entweder alle die Augen schließen, oder der Ball muss jeweils in einem Bettbezug oder Karton versteckt werden.

Material: Viele verschiedenartige Bälle, eventuell Karton oder Sack zum Verstecken.

Geräusche-Orchester

Aufgabe: Die Gruppe sitzt - als Orchester postiert - mit Blick zur Spielleitung, die zunächst als Dirigent fungiert. Auf einem Plakat (siehe Muster im Anhang, S. 147) als „Partitur" sind verschiedene Symbole als „Noten" aufgeschrieben. Jedes Symbol steht für eine bestimmte Bewegung oder ein entsprechendes Geräusch: Trommel für Klatschen auf die Oberschenkel, Trompete für das Treten mit dem rechten Fuß, Gitarre für Schnipsen usw. Beim Aufzeichnen auf eine Tafel können selbstverständlich einfachere Zeichen gewählt werden wie ○ oder ❒.

Jeweils ein Gruppenmitglied gibt den Ton an, und das Orchester reagiert auf die Anzeigen: Zeigt der Dirigent auf die Trommel, so klatschen alle auf die Oberschenkel, deutet er auf die Trompete, treten alle deutlich hörbar mit dem rechten Fuß auf usw. Die Geräuschepalette kann beliebig umfangreich gestaltet werden mit Klatschen in die Hände oder auf die Oberschenkel, Treten rechts und links, Schnipsen, Schnalzen, Pfeifen etc.

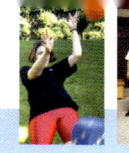

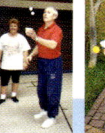

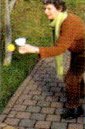

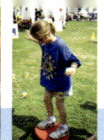

Variation: Wie oben, aber es werden zusätzlich Materialien zur Geräuscherzeugung mit einbezogen.

Farbige Blütenpracht

Aufgabe: Die Gruppe steht im Kreis. Alle Mitspielerinnen und -spieler wählen für sich eine beliebige blühende Pflanze. Die Pflanze und deren Blütenfarbe werden reihum genannt: zum Beispiel gelbe Osterglocke, blauer Rittersporn, weiße Margerite usw. Nach Möglichkeit sollten nur bekannte Pflanzen gewählt werden, und bei nicht allzu großen Gruppen sollte keine doppelt oder mehrfach vorkommen. Günstig ist es, wenn viele verschiedenfarbige Blüten gewählt werden. Für die Vorstellung der Blüten und Farben sollte genügend Zeit zur Verfügung stehen, damit alle Informationen Schritt für Schritt nacheinander eingespeichert werden können. Hilfreich ist, bei der Farbnennung zusätzlich auf eine entsprechende Farbe im Raum zu deuten, zum Beispiel bei Rot zu einer Person mit rotem T-Shirt zu gehen und darauf zu zeigen: „Ich bin eine rote Mohnblume."

Die Spielleitung ruft eine beliebige Farbe, und die entsprechenden Personen laufen durcheinander und wechseln miteinander die Plätze. Bei Gelb sind zum Beispiel Butterblume, Osterglocke, Schlüsselblume und Forsythie angesprochen. Bei Blau laufen Veilchen, Rittersporn und Iris. Wer seinen Einsatz verpasst, wechselt den Platz mit der Spielleitung und gibt nun die nächsten Farbkommandos.

Variation 1: Wie oben, aber es gibt keine Wortkommandos, sondern es werden bunte Luftballons, Farbtafeln, farbige Tücher o. Ä. hochgehalten, und alle müssen auf diese visuelle Information schnell reagieren.

Variation 2: Wie oben, aber die Spielleitung nennt keine Farben, sondern nur den Namen einer Spielerin oder eines Spielers. Wird zum Beispiel Heike aufgerufen, die sich als weiße Chrysantheme vorgestellt hat, so muss sie mit einer beliebigen anderen Pflanze gleicher Farbe den Platz wechseln. Dabei hat sie die Wahl zwischen Peter, dem weißen Flieder und Ute, dem weißen Rhododendron. Geht sie auf eine Person zu, deren Blüte nicht weiß ist, so übernimmt sie anschließend die Spielleitung und ruft die nächste Person zum Platzwechsel auf.

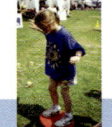

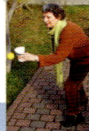

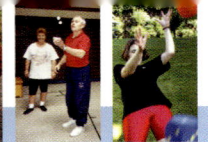

Variation 3: Wie Variation 2, aber der Platzwechsel wird in jeder Runde so lange fortgesetzt, bis alle Blüten einer Farbe einen neuen Platz gefunden haben.

Variation 4: Wie Variation 2, aber wenn Heike, die weiße Chrysantheme, aufgerufen wird, so bleibt sie an ihrem Platz. Alle anderen müssen jedoch erinnern, welche Blütenfarbe Heike gewählt hatte, und alle mit der gleichen Farbe – in diesem Fall Weiß – wechseln die Plätze.

Variation 5: Wie oben, aber anstelle von Blüten werden zum Beispiel Obstsorten gewählt – gelbe Bananen, rote Kirschen, grüne Kiwis, blaue Pflaumen etc.

Anmerkung: Je nach Gruppe kann es sinnvoll sein, dass die Spielleitung die Pflanzen, Obstsorten usw. vorgibt, indem sie entsprechende Karten ziehen lässt. Dann ist garantiert, dass alle Farben vertreten und einigermaßen gleichmäßig verteilt sind.

Zipp Zapp

Aufgabe: Die Gruppe steht im Kreis. Es geht darum, sich gegenseitig besser kennen zu lernen. Jedes Gruppenmitglied stellt den beiden benachbarten Personen links und rechts von der eigenen Position jeweils eine persönliche Frage, die kurz zu beantworten ist, zum Beispiel nach Hobby, Musikgeschmack, Haustier, Sternbild ... und merkt sich diese Informationen. Die Spielleitung steht in der Kreismitte. Sie geht auf ein Gruppenmitglied zu, das dann schnellstmöglich reagieren und die gewünschte Information laut ausrufen soll. Sagt die Spielleitung „Zipp", so nennt die angesprochene Person eine Angabe zu ihrem linken Nachbarn, bei „Zapp" geht es um die Nachbarin rechts. Die Spielleitung sollte für einen zügigen Wechsel sorgen. Zu langes Überlegen gilt nicht, denn wer zu viel Zeit braucht, muss den Platz mit der Spielleitung tauschen.

Bewegung kommt ins Spiel, wenn die Spielleitung „Zipp Zapp" ruft. Auf dieses Kommando hin laufen alle Spielerinnen und Spieler kurz durcheinander und wechseln die Plätze. Natürlich müssen anschließend zunächst die Daten der neuen Nachbarn erkundet werden.

Variation 1: Wie oben, aber von jeder Person wird nicht nur eine Information erfragt, sondern zwei. Dann allerdings müssen konkrete Absprachen über die Art der Informationen getroffen werden, zum Beispiel Info 1 = Schuhgröße, Info 2 = Geburtstag o. Ä. Die Kommandos der Spielleitung heißen entsprechend „Zipp 1", „ Zipp 2", „Zapp 1" und „Zapp 2". Da wird das schnelle Antworten schon deutlich erschwert!

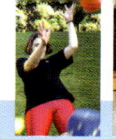

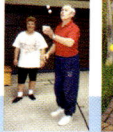

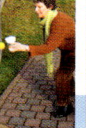

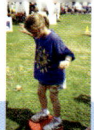

Variation 2: Wie oben, aber anstelle von Wortinformationen werden Bewegungsinformationen erfragt und wiedergegeben. Auf die Frage nach dem Geburtsdatum kann dann zum Beispiel die Antwort mit dem Finger in die Luft geschrieben oder bei der Frage nach dem Hobby eine pantomimische Kurzdarstellung gegeben werden.

Safaripark

Aufgabe: Die Spielleitung erzählt eine kurze einführende Geschichte über einen Zoobesuch oder eine Reise in ein exotisches Heimatland der Tiere. Dabei wird ein Safaripark besucht. Die Gruppe spielt die Situation gemeinsam nach. Alle stehen im Kreis. Zunächst steht die Spielleitung in der Mitte, später auch im Wechsel andere Gruppenmitglieder. Es gilt, auf Kommando gemeinsam bestimmte Tiere oder Pflanzen darzustellen. Dabei sind immer drei Personen gleichzeitig gefordert, so schnell wie möglich zu reagieren und die entsprechenden Bewegungen auszuführen. Die Spielleitung zeigt auf eine Person im Kreis und ruft zum Beispiel „Löwe", „Palme" oder „Elefant". Die betreffende Person führt dann die Hauptbewegung aus, die Nachbarn rechts und links sind jeweils Nebenfiguren.

- Die Hauptpalme streckt beide Arme nach oben, Nebenpalmen jeweils den der Hauptpalme nächsten Arm. Alle drei wiegen sich gemeinsam im Wind.
- Der Hauptelefant fasst sich mit einer Hand an die Nase, streckt durch diesen Armwinkel den anderen Arm als Rüssel. Nebenelefanten deuten jeweils mit beiden Armen große Ohren an.
- Der Hauptlöwe springt durch einen von beiden Nebenlöwen gebildeten imaginären Reifen. Nebenlöwen bilden jeweils mit beiden Armen einen Reifen vor dem Hauptlöwen.
- ... Weitere Figuren können von der Gruppe erfunden werden.

Ich sage „Schulter"

Aufgabe: Die Gruppe steht so, dass alle die Spielleitung gut sehen können. Ein Kreis ist gut geeignet, aber auch frontale Aufstellung u. Ä. ist möglich.

Die Spielerinnen und Spieler sollen alle „Befehle" so befolgen, dass sie immer tun, was die Spielleitung sagt, aber nicht, was sie tut. Sagt die Spielleitung also zum Beispiel „Schulter" und fasst sich tatsächlich an eine Schulter, müssen alle anderen diese Bewegung nachahmen. Spricht sie aber „Schulter" und fasst sich an die Hüfte, so sollen alle Gruppenmitglieder an die Schulter fassen (und nicht an die Hüfte!!!).

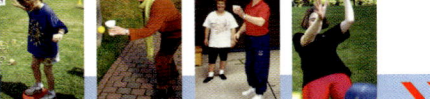

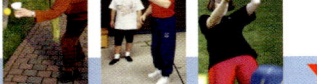

Alle Bewegungen können entweder ein- oder beidseitig, also mit linker bzw. rechter Hand oder mit linkem bzw. rechtem Bein ausgeführt werden oder mit beiden Extremitäten gleichzeitig. Wird die Entscheidung zwischen links und rechts gefordert, ist die Übung schwieriger als bei beidseitiger Ausführung.

Je schneller die Anweisungen aufeinander folgen, desto schwieriger – und spaßiger – wird das Spiel.

Mit gehfähigen Zielgruppen kann in der Fortbewegung und mit weniger mobilen am Platz, notfalls auch im Sitzen, gespielt werden. Die Spielleitung kann durch die Auswahl der Körperteile oder Bewegungen die Belastungsintensität bestimmen und an die jeweilige Gruppe anpassen.

Variation 1: Die Aufgabenstellung wird genau umgedreht, das heißt, alle sollen nachahmen, was gezeigt und nicht, was gesprochen wird.

Variation 2: Wie oben, aber es werden nicht nur Körperteile berührt, sondern Bewegungen ausgeführt. Die Spielleitung spricht dann zum Beispiel: „Ich sage: Gehen.", bleibt aber stehen oder: „Ich sage: rechten Arm heben.", „Ich sage: Setzen.", „Ich sage: Klatschen." usw., und verbindet diese Aufforderung mit der passenden oder einer anderen Bewegung. Die anderen müssen immer schnell entscheiden, welche Bewegung sie nun tatsächlich ausführen sollen.

Die Ampel fällt aus

Aufgabe: Die Spielleitung erzählt der Gruppe eine Geschichte, bei der einmal auf ihrem Weg in der Stadt die Ampel ausgefallen ist. Es brach ein Verkehrschaos aus, und so hat sie schließlich den Verkehr geregelt. Gemeinsam wird die Situation nachgespielt. Die Spielleitung deutet auf den entsprechenden Pfeil, und alle strecken immer möglichst schnell nach dem Signal beide Arme in die jeweils angegebene Richtung: oben, unten, rechts und links.

Anmerkung: Die Bewegung wird mit Sprache begleitet, indem jeweils die Richtung „oben", „unten", „rechts" oder „links" mitgesprochen wird, um die Hirndurchblutung zusätzlich zu erhöhen (siehe motorischer Homunculus, Seite 27).

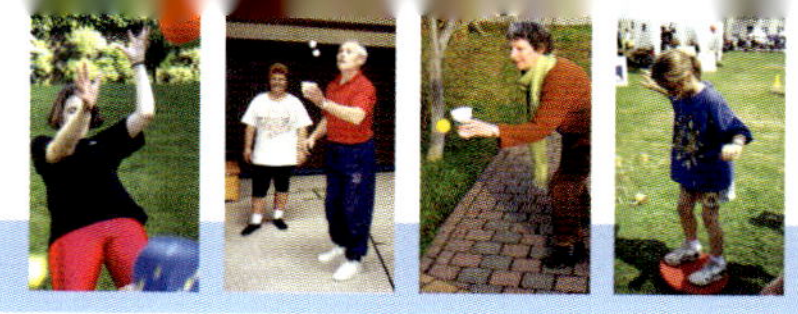

Variation 1: Wie oben, aber alle tun immer genau das Gegenteil des Angezeigten - also gehen die Arme nach oben, wenn unten angezeigt ist usw.; dabei wird auch das Gegenteil mitgesprochen.

Variation 2: Wie oben, aber es wird gesprochen, was angezeigt wird, jedoch die Arme bewegen sich in die entgegengesetzte Richtung.

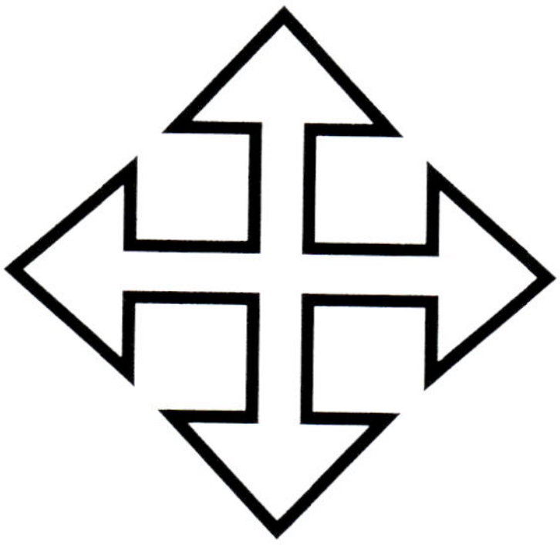

Variation 3: Die Pfeilspitzen werden mit verschiedenen Farben versehen, und die Richtung wird nicht mehr angezeigt, sondern über Zuruf „rot", „grün" etc. oder durch Hochhalten verschiedener Farbtafeln, Tücher o. Ä. angegeben. Selbstverständlich kann auch dabei ausgemacht werden, dass „rot" immer „grün" bedeutet und „gelb" immer „blau" usw. Alles klar?

Abb. 11: Richtungspfeile

Material: Plakat mit vier verschiedenfarbigen Richtungspfeilen (unter Umständen Folie, Tafel o. Ä.).

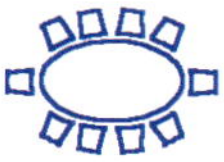

A – H – O!

Aufgabe: Die Gruppe steht im Kreis. Es werden in schneller Folge immer wieder die Buchstaben A, H und O gerufen. Die Reihenfolge, wer welchen Buchstaben nennen soll, ergibt sich aus den Gesten. Wer beginnt, bestimmt die Gruppe.

Für die drei Buchstaben A, H und O werden Gesten vereinbart. Das Nennen der Buchstaben und das Ausführen der dazugehörigen Bewegungen sollte möglichst zügig erfolgen.

A = wahlweise wird die rechte oder die linke Hand mit dem Handrücken unter das eigene Kinn gelegt. So zeigen die Fingerspitzen auf den Nachbarn oder die Nachbarin rechts oder links, je nachdem, welche Hand benutzt wurde. Entsprechend dieser Richtungsangabe geht hier das Spiel weiter. Die Spielerin bzw. der Spieler, auf die die Fingerspitzen zeigten, setzt fort mit dem Ruf H. H = wie A, das heißt wahlweise linke oder rechte Hand unter das Kinn legen.

Die Person, auf die nun die Fingerspitzen zeigen, setzt fort mit O. Die Aufgabe bei O heißt: Einen Arm ausstrecken und mit dem Finger auf eine beliebige Person in der Runde zeigen, bei der das Spiel wieder mit A beginnen soll.

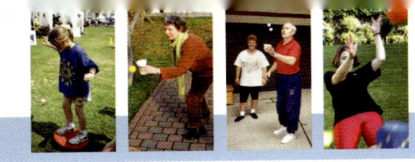

So werden in schneller Folge immer wieder die drei Buchstaben genannt. Die Reihenfolge im Kreis wechselt ständig, da es jeder Spielerin bzw. jedem Spieler überlassen bleibt, die weitere Spielrichtung festzulegen.

Variation 1: A und H dürfen beliebig oft genannt und mit Gesten begleitet werden. Wer an der Reihe ist, entscheidet, wann durch das Signal O wieder ein anderer Teil des Kreises einbezogen wird.

Variation 2: Die Buchstaben werden durch Zahlen ersetzt. Es wird in der Runde gezählt. 1 beginnt mit der Hand unterm Kinn, 2 setzt mit der gleichen Bewegung in beliebiger Richtung fort. Bei 3 folgt der Fingerzeig auf eine andere Person im Kreis. 4 und 5 machen weiter mit der Hand unter dem Kinn, bei 6 muss wieder auf jemanden aus dem Kreis gedeutet werden. So wird weitergezählt, und bei allen durch 3 teilbaren Zahlen erfolgt der Fingerzeig.

Variation 3: Wie oben, aber Zahlen dürfen in beliebiger Folge genannt werden. Alle durch 3 teilbaren Zahlen werden mit Fingerzeig begleitet, alle anderen mit der Hand unterm Kinn.

8

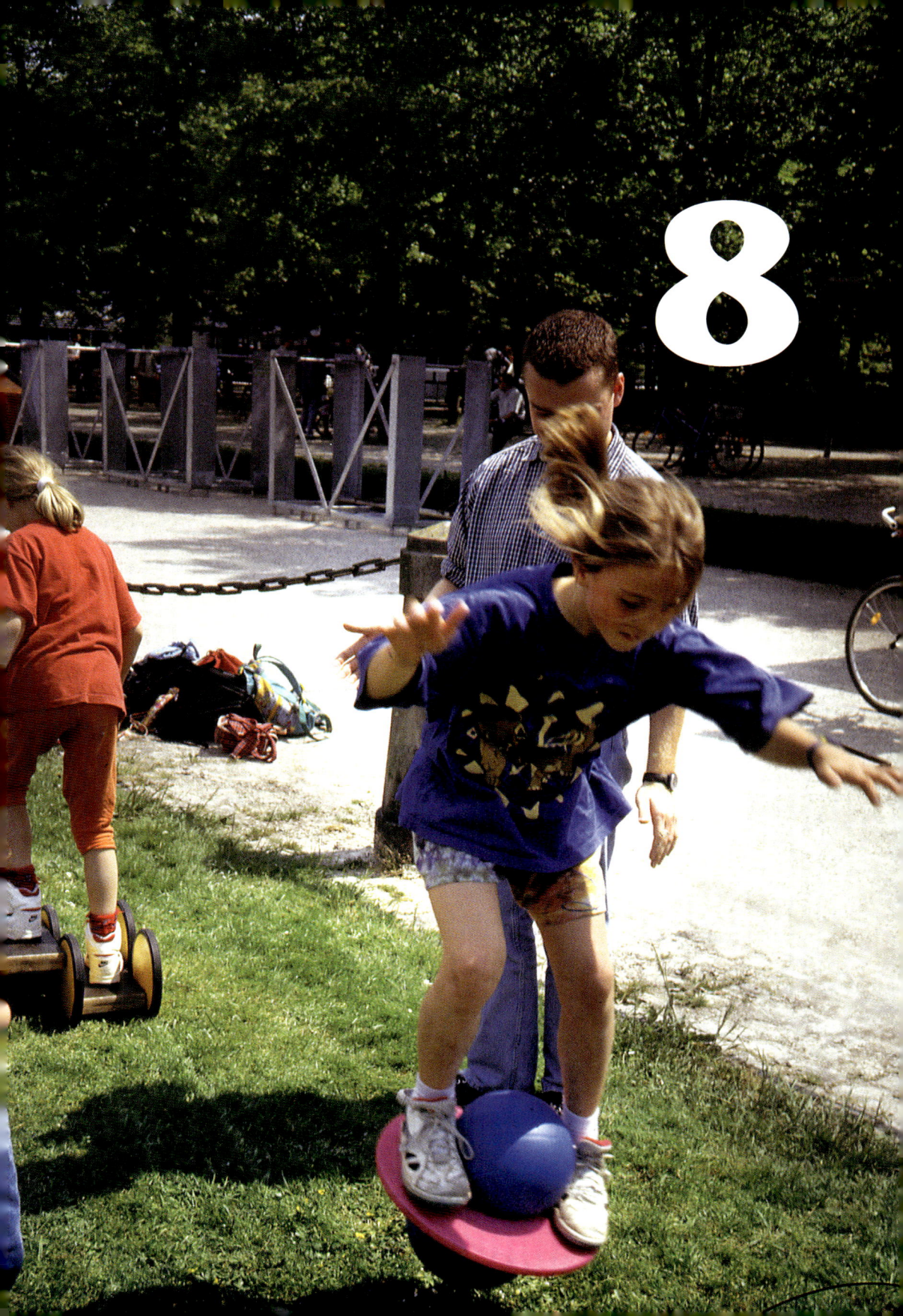

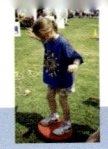

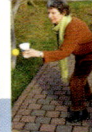

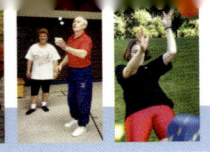

8 Der Brainfitness Circuit – Denken und Bewegen an 1 + 10 Stationen

8.1 Idee und Zusammenstellung

Der Brainfitness Circuit ist ein Stationstraining, das Denken und Bewegen miteinander verbindet. Anders als bei den übrigen in diesem Buch dargestellten Übungs- und Spielbeispielen ist hier vor allem an den Einsatz aller – oder zumindest mehrerer – Stationen innerhalb einer Übungsstunde oder einer Veranstaltung gedacht. Dennoch ist es natürlich möglich, einzelne Stationen herauszugreifen und in eine normale Übungsstunde mit einzubauen.

Der Brainfitness Circuit soll das Thema *Denken und Bewegen* kompakt aufgreifen und den Übenden ins Bewusstsein rufen. Das Stationstraining eignet sich gut als Einstieg für eine Gruppe oder einen Verein in den Themenkomplex. In direkter Verbindung oder in zeitlicher Nähe damit können weitere Angebote erfolgen, zum Beispiel
- ein Vortrag über geistige Anforderungen im Alltag und spezielle Trainingsmöglichkeiten,
- ein Vortrag über Zusammenhänge zwischen geistiger und körperlicher Fitness,
- ein Vortrag über Zusammenhänge zwischen geistiger und körperlicher Fitness mit Ernährung,
- ein Kurs Hirnleistungstraining sowie
- Gruppentreffen mit Training geistiger Fitness,
- ...

Und auf jeden Fall sollte nach solch einem Einstieg in jeder Übungsstunde mindestens eine kurze Aktivität enthalten sein, die das Gehirn trainiert. Selbstverständlich darf dann ein entsprechender Hinweis der Übungsleiterin oder des Übungsleiters nicht fehlen, um die Auseinandersetzung mit der Notwendigkeit geistigen Trainings immer wieder zu fördern und stets neue Motivation zu schaffen.

Der Brainfitness Circuit kann auch einfach nur eine mal etwas anders gestaltete Übungsstunde sein.

BRAINFITNESS CIRCUIT «

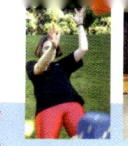

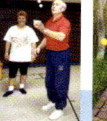

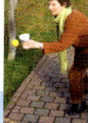

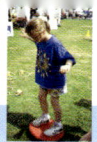

Die Beschreibung der einzelnen Stationen ist bewusst offen gehalten mit möglichst wenig konkreten Vorgaben. Dadurch soll das Angebot flexibel bleiben und nicht vom Vorhandensein bestimmter Geräte, Räumlichkeiten oder Materialien abhängig werden. Diese absichtlich eingebaute Flexibilität führt dazu, dass trotz vorhandener Vorgaben Gestaltungsspielräume für Übungsleiterinnen und Übungsleiter bleiben und deren Kreativität gefragt ist.

Das Stationstraining ist keinesfalls als Test zu verstehen, das heißt die Zusammenstellung ist veränderbar. Es kann und soll gleichzeitig Anregung für Gruppe und Leiterin oder Leiter sein, eigene Ideen für andere Stationen zu entwickeln und so eines Tages zu einem ganz neuen Brainfitness Circuit zu kommen. So kann zum Beispiel das KNOPF-LOCH der Station 3 ohne Probleme ersetzt werden durch PERLEN-KETTE, bei der schnell möglichst viele Holzperlen auf eine Schnur aufzuziehen sind oder durch SCHLEIFEN BINDEN, wobei vorbereitete Bänder und Schnüre zu Schleifen gebunden werden sollen, ersetzt werden. Das in Kapitel 9 vorgestellte „Vielspiel" lässt sich in vielen Variationen als Station einbauen. In ähnlicher Weise lassen sich alle Stationen variieren. Nach einem ersten Durchgang entwickeln oft auch die Teilnehmenden Ideen für spätere Veranstaltungen.

Auf eine Punktwertung wird bewusst verzichtet, da es sich nicht um einen Test handelt und die Vergleichbarkeit von Ergebnissen nicht gegeben ist. Der Spaß soll im Mittelpunkt stehen. Trotzdem wird jede bzw. jeder sich anstrengen und sein bzw. ihr Bestes geben.

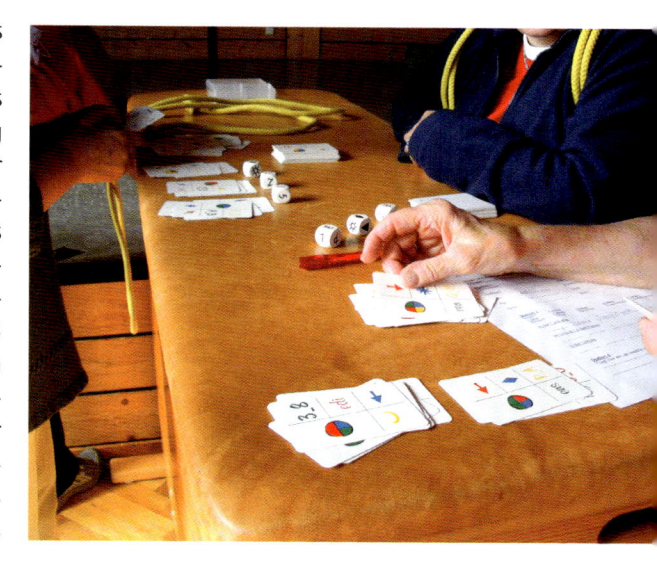

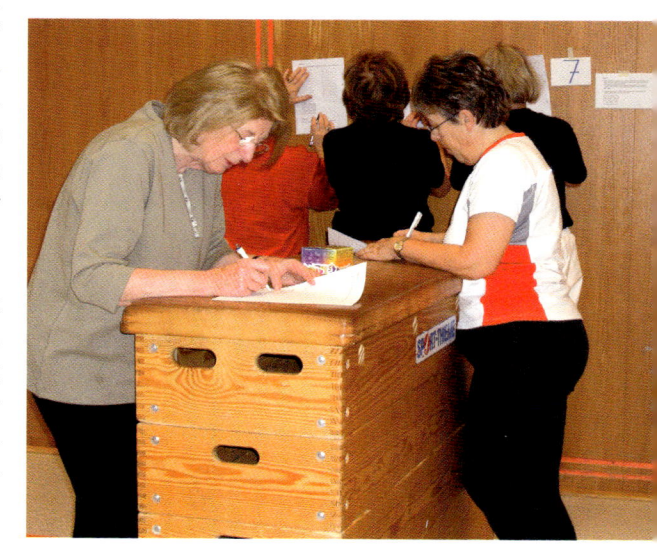

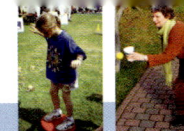

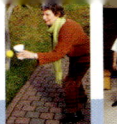

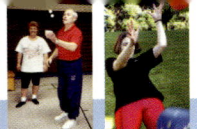

Die Stationen werden zu Paaren bearbeitet. Dabei sind die Partnerinnen oder Partner immer beide aktiv, mal gemeinsam bzw. gleichzeitig, mal im Wechsel mit verschiedenen Aufgaben. Umfasst die Gruppe mehr als 20 Personen, können weitere Stationen ergänzt werden.

Jede Spielerin bzw. jeder Spieler benötigt für die Durchführung einen Laufzettel und einen Schreibstift. Entweder sind an jeder Station entsprechend zwei Stifte zu deponieren, oder (funktioniert zuverlässiger!) die Stifte werden jeweils von den Aktiven von Station zu Station mitgenommen.

Die Laufzettel – je Person einer – sind zu kopieren. Eine Vorlage dafür ist im Anhang, S. 148 enthalten.

Außerdem werden an verschiedenen Stationen Arbeitsblätter gebraucht. Davon muss ebenfalls je Person ein Exemplar vorhanden sein.

Es ist hilfreich, wenn die Gruppe bereits bei früheren Anlässen mit den Übungsarten für das geistige Training vertraut gemacht wird, damit alle eindeutig Bescheid wissen, wie zum Beispiel ein Buchstabenquadrat oder eine Übung „Zahlenmuster durchstreichen" zu handhaben ist. Fragen dazu während der Durchführung des Circuits stören den Ablauf und sollten vermieden werden. Mindestens bei der Erläuterung des Brainfitness Circuits vor dem Start sollten vor allen Dingen die Übungen für geistiges Training ausführlich erklärt und an Beispielen dargestellt werden, um Unklarheiten so weit wie möglich vorzubeugen.

Gestartet wird mit allen Aktiven gemeinsam an Station 1. Danach verteilen sich die vorher ausgelosten oder zugeteilten Paare auf die verbleibenden 10 Stationen. Die Übungsleiterin oder der Übungsleiter gibt den Rhythmus für den Partner- und den Stationswechsel vor. Abhängig vom Trainingzustand der Gruppe, der räumlichen Situation, den eingesetzten Geräten etc. kann die Dauer der Zeiteinheiten bestimmt werden. Sie sollte in der Regel zwischen zwei und drei Minuten je Aufgabe, das heißt zwischen fünf und sieben Minuten je Station inklusive Partnerwechsel, liegen. Anfang und Ende der einzelnen Zeiteinheiten können jeweils durch Zuruf, ein vereinbartes akustisches Signal wie Pfiff, Trommelschlag o. Ä. angekündigt werden. Für den Wechsel der Paare von Station zu Station eignet sich der Einsatz von Musik.

Während jeder Zeiteinheit absolvieren die Paare die Aufgaben der Station. Mit dem Ertönen des Schlusssignals wird die Aktivität unterbrochen, unabhängig davon, wie weit die Einzelnen gekommen sind. Es gibt beim Brainfitness Circuit keinen Zwang zur Vollständigkeit! Jede bzw. jeder benötigt unterschiedlich lange für die einzelnen Aufgaben und wird daher verschieden weit vorankommen. Dies gilt für Bewegungsaufgaben genauso wie für das geistige Training. Die einen arbeiten zum Beispiel bei Station 3 in ihrem Arbeitsblatt eine Spalte mit Buchstabenmustern durch, andere kommen vielleicht bis zur zweiten oder dritten Spalte. Genauso wird sich bei Station 10 die Anzahl der vollzogenen Richtungswechsel im Balanceakt garantiert bei den Einzelnen unterscheiden. Gleiches gilt für alle Stationen. Nicht alle werden bei Station 4 das Lösungswort – und damit das Ergebnis des Eimerlaufs – herausfinden. Aber das Training des Gehirns erfolgt dabei unabhängig vom Ergebnis! Die Wirkung wird durch das Nachdenken erzielt, nicht durch das Finden der Lösung.

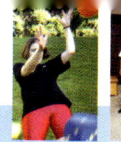

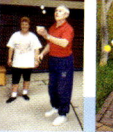

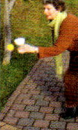

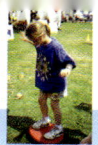

Die Aufgaben sind bewusst so gewählt und in der Arbeitsmenge so gestaltet, dass nicht immer alles geschafft werden kann.

Wichtig ist, dass die Laufzettel und die Arbeitsblätter anschließend mitgenommen werden können. Dadurch hat jede bzw. jeder die Chance, sich im Nachhinein noch einmal mit den Aufgaben zu beschäftigen und halbfertige Übungen zu vollenden. Darüber hinaus kann sich dadurch ein Ansporn ergeben, geistiges Training künftig auch unabhängig von der Sportstunde zu betreiben und sich dafür gezielt Material zu beschaffen. Entsprechende Bezugsquellen sind im Adressenteil auf S. 158f. aufgeführt. Wer im Alltag schon Erfahrungen mit Buchstabenquadraten, zum Beispiel in Zeitschriften, gesammelt hat, geht mit diesem Aufgabentypus beim Brainfitness Circuit souveräner um als jemand, der oder die eine solche Übung zum ersten Mal erledigt. Gleiches gilt für alle anderen Aufgabentypen.

Mithilfe des Laufzettels können auch Bewegungsaufgaben zu Hause nachvollzogen und trainiert werden. Knöpfe zum Sortieren oder Zuknöpfen sind in fast jedem Haushalt zu finden. Linien zum Balancieren lassen sich auf dem Straßenpflaster finden, aufzeichnen oder mit einer Leine auf den Rasen legen.

In diesem Sinn soll der Brainfitness Circuit nicht nur als einmalige Veranstaltung durchgeführt werden, um anschließend in Vergessenheit zu geraten, sondern zu regelmäßigem Training im Alltag anregen. Das Darüberreden in der Gruppe ist ein wichtiger Schritt dazu. Initiativen dazu sollten – sofern sie nicht von selbst aus der Gruppe kommen – immer wieder vom Übungsleiter oder der Übungsleiterin ausgehen.

8.2 Die Stationen

Station 1 – Bild-Wand

Material: Großes Plakat mit 20 Bildfeldern, die zusätzlich jeweils eine Zahl enthalten. (Beispiel: siehe Anhang, S. 149), kann bei großen Gruppen zur besseren Erkennbarkeit auch in Teilen vergrößert kopiert und in 20 Einzelblättern an die Wand gehängt werden.

Organisationsform: Gesamte Gruppe gleichzeitig, Startstation für alle.

Aufgabe: Alle suchen sich eine Position, von der aus sie die Bilder gut erkennen können. Auf das Startzeichen hin wird mit Gehen bzw. Walken oder Laufen am Platz begonnen. Gleichzeitig werden die Bilder intensiv betrachtet und gut in das Gedächtnis eingespeichert. Es sollen möglichst viele Bilder, so weit möglich auch mit den dazugehörigen Zahlen, behalten werden. Für diese Aufgabe stehen zwei Zeiteinheiten zur Verfügung.

Station 2 – Klammer-Affen

Material: Fünf Wäscheklammern; je Person ein Arbeitsblatt „Buchstabenquadrat" (Beispiel: siehe Anhang, S. 150)

Organisationsform: Zwei Personen, Person A und Person B, gemeinsam.

Aufgaben: 1. Die Partnerinnen bzw. Partner klammern sich mithilfe der Wäscheklammern zusammen und versuchen so, sich gemeinsam möglichst schnell fortzubewegen, ohne die Klammern zu verlieren.

2. A und B nehmen je ein Arbeitsblatt mit einem Buchstabenquadrat. Hier sind Wörter versteckt, von denen es so viele wie möglich aufzuspüren und einzukreisen gilt. Blätter anschließend mitnehmen, nicht mit gefundenen Markierungen für die nächsten liegen lassen!

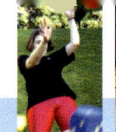

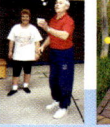

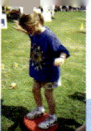

Station 3 – Knopf-Loch

Material: Alte Bett- und Kopfkissenbezüge, Kleidungsstücke u. Ä. mit vielen Knöpfen und Knopflöchern; je Person ein Arbeitsblatt „Zahlenmuster streichen" (Beispiel: siehe Anhang, S. 151)

Organisationsform: A und B gleichzeitig.

Aufgaben: 1. A und B nehmen sich jeweils einen Bettbezug o. Ä. und knöpfen so viele Knöpfe wie möglich schnell hintereinander zu. Am Ende Knöpfe wieder öffnen für das nächste Paar!

2. A und B nehmen je ein Arbeitsblatt und arbeiten die Zahlenspalten zügig von oben nach unten durch. Dabei streichen sie – dem angegebenen Muster entsprechend – die Zahlenmuster (vgl. dazu Trainingsbeispiel S. 52 und Arbeitsblatt im Anhang, S. 151).

Station 4 – Eimerlauf

Material: Sieben Plastikeimer oder Markierungskegel; sieben ausgewählte Buchstabenkarten, Schaumstoff- oder Holzbuchstaben, die zusammen ein Wort ergeben, zum Beispiel die Buchstaben RANWODT = TORWAND (vgl.: Übung „Buchstabensalat" im Anhang, S. 152).

Organisationsform: A und B gleichzeitig.

Aufgaben: 1. A und B laufen unabhängig voneinander in unterschiedlicher Reihenfolge die im Raum verteilten sieben Eimer oder Markierungskegel an. Beim Erreichen eines Eimers wird dieser hochgehoben, um schnell den darunterliegenden Buchstaben zu erkennen. Danach wird der Eimer wieder darüber gestülpt. Die sieben Buchstaben sollen für die zweite Aufgabe dieser Station im Kopf gesammelt werden.

2. A und B nutzen die Zeit dieser Runde, um die sieben gesammelten Buchstaben aus der ersten Aufgabe dieser Station auf ihrem Laufzettel aufzuschreiben und nach Möglichkeit so zu ordnen, dass sich ein sinnvolles Wort ergibt.

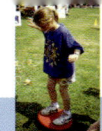

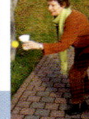

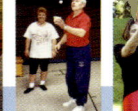

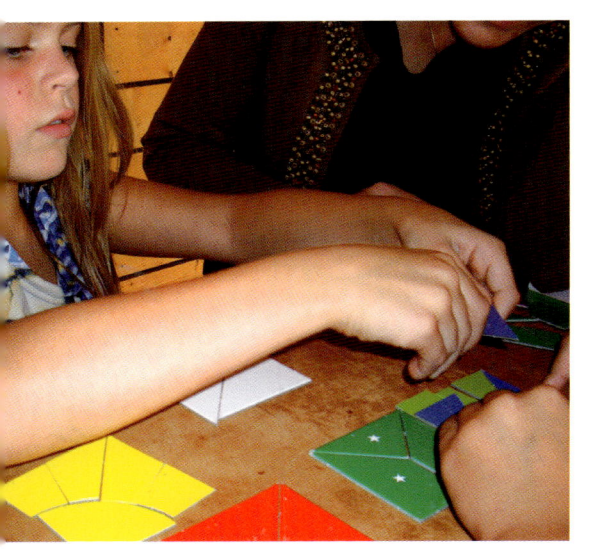

Station 5 – Teil-Stücke

Material: Ein Kissenbezug oder großer Baumwollbeutel mit vielen leeren – das heißt von Minen befreiten – Kugelschreiberteilen; ein einfaches Puzzle, neun Teile, gegebenenfalls auch zerschnittene Postkarte oder Kalenderblatt.

Organisationsform: A und B im Wechsel.

Aufgaben: 1. A schraubt „blind" im Kissenbezug oder Baumwollbeutel so viele Kugelschreiber wie möglich zusammen. Am Ende wieder auseinanderdrehen für den nächsten Spieler bzw. die Spielerin!

2. B legt in der gleichen Zeit die Puzzleteile zusammen. Am Ende wieder auseinandernehmen für den nächsten Spieler bzw. die Spielerin!

Station 6 - Ball-Probe

Material: Ein Ball (Gymnastikball, Softball o. Ä.), die Station muss vor einer Wand aufgebaut werden; ein Textblatt mit Schreibfehlern (Beispiel: siehe Anhang, S. 153).

Organisationform: A und B im Wechsel.

Aufgaben: 1. Während der gesamten Zeiteinheit wirft A den Ball ständig an die Wand und fängt ihn wieder auf. Dabei können verschiedene Wurfvariationen gefunden werden - mit zwei Händen, mit einer Hand, von oben, von unten, vorwärts, rückwärts über den Kopf, unter einem Bein hindurch usw.

2. B liest einen Text. Der Text enthält viele Schreibfehler. Bei fast jedem Wort sind einzelne Buchstaben durch merkwürdige Zeichen ersetzt. Das erschwert das Lesen: W✿re es n④cht vi☼l e✪nfac☎er, die✤en Sat↙ zu le☺en, w✿nn a↙le Bu⊠hst✋ben vollst✣ndig dastü☺den?

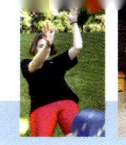

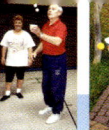

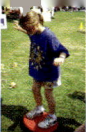

Station 7 – Tast-Kiste

Material: Ein Pappkarton mit zwei seitlichen Eingrifflöchern und ca. 10 verschiedenen Gegenständen (zum Beispiel Knopf, Tennisball, Radiergummi, Flaschenkorken, Kaffeelöffel, Schmirgelpapier, Vorhängeschloss ...); ein verdeckt liegendes Plakat „Bild-Wand" von Station 1.

Organisationform: A und B im Wechsel.

Aufgaben: 1. A greift durch die beiden seitlichen Löcher in den Pappkarton und ertastet die darin enthaltenen Gegenstände, die bis zum Ende der Übung behalten und dann auf dem Laufzettel notiert werden sollen.

2. B dreht bei Ertönen des Startzeichens das Plakat der Bild-Wand um und betrachtet die Gegenstände darauf noch einmal intensiv. Dabei sollen die Zahlen in den 20 Feldern im Kopf addiert werden. Das Ergebnis ist auf dem Laufzettel zu notieren.

Station 8 – Litfasssäule

Material: Je Person ein großes Zeitungsblatt.

Organisationsform: A und B gleichzeitig.

Aufgaben: 1. A und B falten jeder ein großes Zeitungsblatt auseinander und halten es sich zunächst vor die Brust. Dann setzen sie sich in Bewegung, und durchqueren so schnell den Raum, dass das Zeitungsblatt nicht herunterfällt.

2. In einem beliebigen Artikel – sofern A und B das gleiche Zeitungsblatt haben, ist es sinnvoll, sich auf den gleichen Text zu verständigen – streicht jede bzw. jeder für sich alle Doppelbuchstaben, auch wenn zwei gleiche Buchstaben in getrennten Wörtern aufeinanderfolgen.

Beispiel: Susa**nn**e un**d D**aniela ko**mm**e**n n**ach Hause.

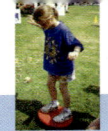

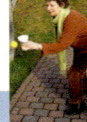

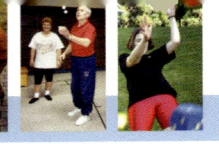

Station 9 – Knopf-Augen

Material: Eine große Kiste mit vielen verschiedenen Knöpfen; ein Plakat mit sieben gekennzeichneten Feldern auf einem „Schachbrett" (Beispiel: siehe Anhang, S. 154).

Organisationsform: A und B gemeinsam.

Aufgaben: 1. Die Knopfkiste wird ausgeschüttet. A und B sortieren gemeinsam die Knöpfe, sodass immer Paare bzw. Drillinge zusammengelegt werden. Am Ende alle Knöpfe wieder für das nächste Paar in die Kiste füllen!

2. Ein Plakat mit einem Schachbrettmuster, das heißt markierten Feldern auf einem Raster mit 25 Feldern, liegt verdeckt. Beim Ertönen des Startzeichens wird das Plakat aufgedeckt. A und B betrachten es gemeinsam kurz, ca. 10 Sekunden, und drehen es anschließend wieder um. Sofort anschließend markieren A und B unabhängig voneinander möglichst die gleichen Felder, die sie vorher auf dem Plakat gesehen haben, auf ihren Laufzetteln.

Station 10 – Balance-Akt

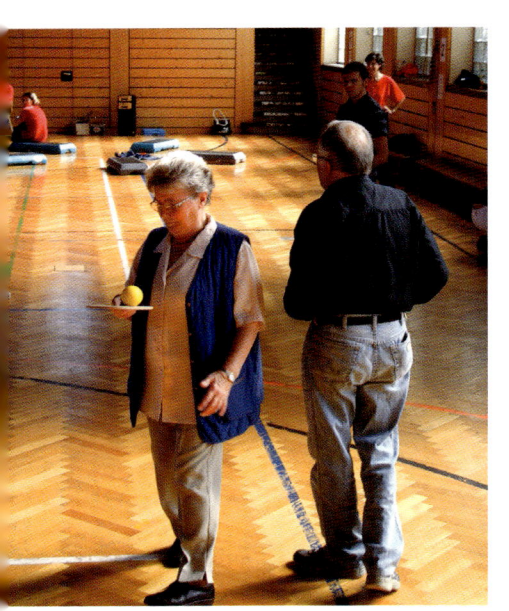

Material: Eine Langbank – normal oder umgedreht – oder eine Markierungslinie, gegebenenfalls auch mit Klebeband auf dem Boden markiert oder ein auf Gras ausgelegtes Seil ...; verdeckt liegender Zettel mit Nennung eines Themas, zu dem Wörter mit unterschiedlicher Silbenzahl gefunden werden sollen (Beispiel: siehe Übung „Passende Silbenzahl", Anhang, S. 155). Das Thema sollte situationsbezogen gewählt werden, zum Beispiel IN DER TURNHALLE.

Organisationsform: A und B im Wechsel.

Aufgaben: 1. A balanciert nonstop über die Langbank oder eine andere festgelegte Strecke für die Dauer dieser Zeiteinheit, das heißt mit häufigen Richtungswechseln, möglichst ohne die Bank oder die Linie zu verlassen.

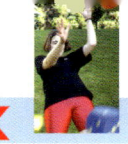

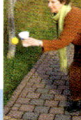

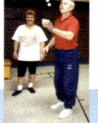

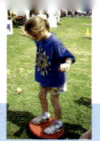

2. B deckt beim Startsignal kurz den Zettel mit der Themenangabe auf, um ihn einzusehen. Dann gilt es, zu dem genannten Thema, zum Beispiel IN DER TURN-HALLE, jeweils ein Wort mit einer Silbe, eines mit zwei Silben bis hin zu fünf Silben, zu finden und in den Laufzettel einzutragen: 1 = Ball, 2 = Spiel-feld, 3 = Spros-sen-wand, 4 = Um-klei-de-raum, 5 = Bo-den-turn-mat-te.

Anmerkung: Bei Erwachsenen auf die umgedrehte Langbank verzichten, nur mit der Sitzfläche nach oben benutzen oder alternativ Linien!

Station 11 – Seil-Laufen

Material: Zwei Seile.

Organisationsform: A und B gleichzeitig.

Aufgaben: 1. Für die Dauer dieser Zeiteinheit soll – möglichst ohne Unterbrechung – am Platz oder in der Fortbewegung mit dem Seil gelaufen werden. Natürlich ist auch Seilspringen möglich. Jedoch bei Älteren sollte eher die Form des Laufens im Seil bevorzugt werden. Die Anzahl der Seildurchschläge ist mitzuzählen.

2. A und B tragen unabhängig voneinander – möglichst in das richtige Feld – auf ihren Laufzetteln ein, an welche Bilder von Station 1 sie sich noch erinnern. Die Gegenstände können gezeichnet oder als Wort eingesetzt werden. Gelingt es jemandem, zusätzlich einzelne Zahlen an der richtigen Stelle einzufügen?

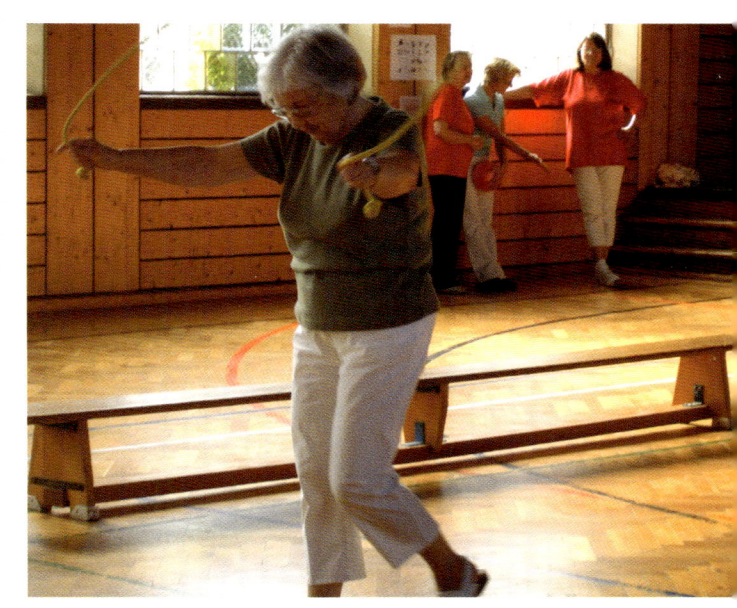

9

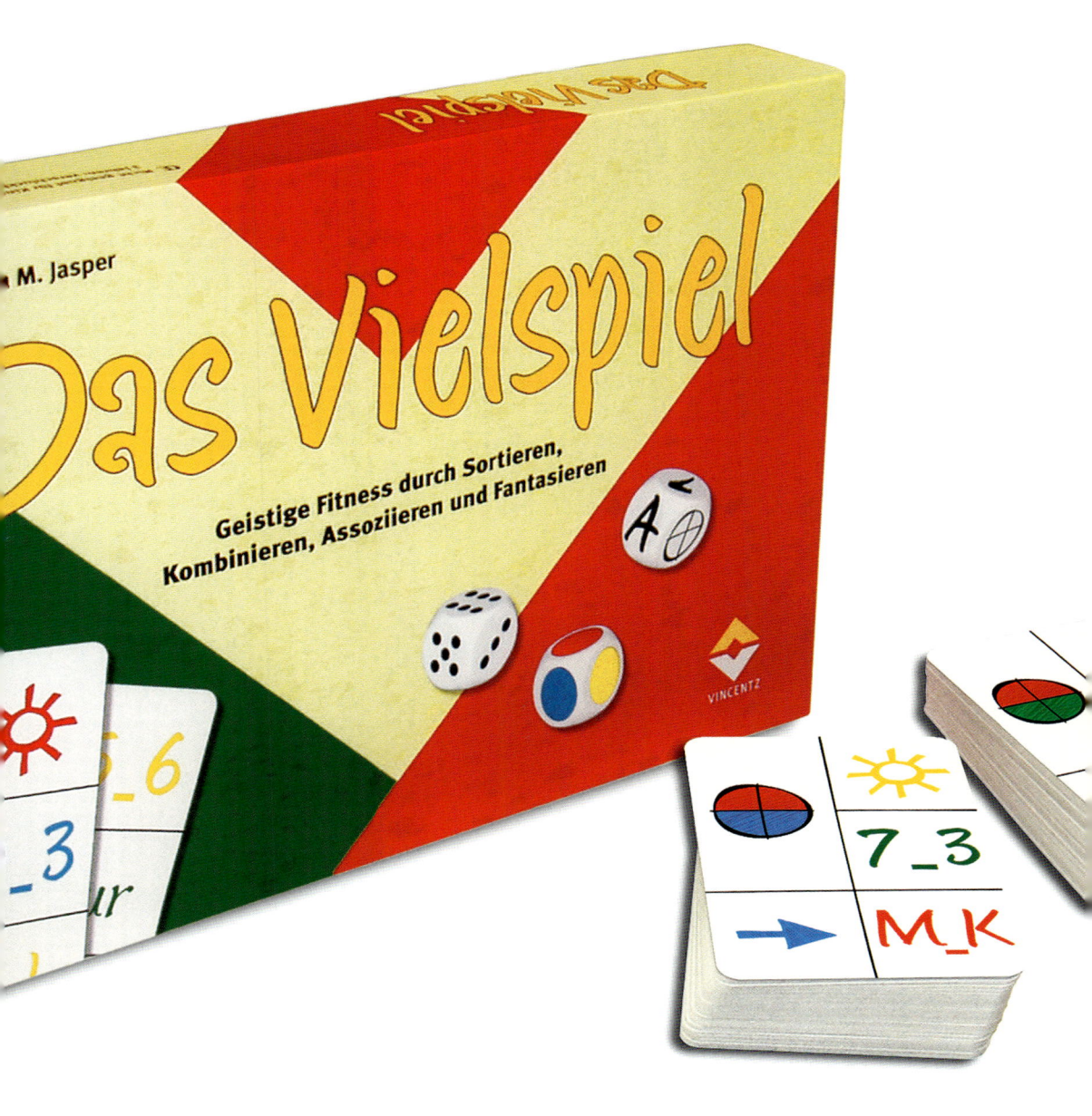

M. Jasper

Das Vielspiel

Geistige Fitness durch Sortieren, Kombinieren, Assoziieren und Fantasieren

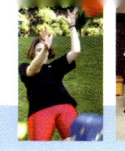

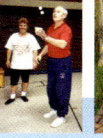

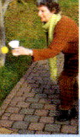

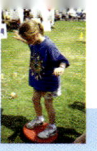

9 Das „Vielspiel" – geistige Fitness mit Karten, Würfeln, Fantasie und Bewegung

9.1 Das Spiel als Grundlage für gezieltes Training

Das „Vielspiel" wurde von Bettina M. Jasper entwickelt und ist als Verlagsspiel bei Vincentz Netzwork erschienen (Bezugsquelle: Denk-Werkstatt®, Bettina M. Jasper, Adresse siehe S. 48). Es trainiert auf vielfältige Weise das Gehirn. Mit Farben und Formen, Zahlen und Buchstaben wird der Geist auf Trab gebracht. In erster Linie als geistiges Training am Tisch gedacht, bietet das Spiel auch zahlreiche Übungsformen zum Kopftraining in Bewegung. Es eignet sich zum Spielen in der Gruppe, als Ergänzung des Bewegungsangebots in normalen Übungsstunden, als Material zur Gestaltung von Stationen bei einem Brainfitness Ciruit (siehe S. 107ff.) oder bei geselligen Veranstaltungen. Gleichzeitig motiviert es zum Alleinspielen zu Hause zwischen den Übungsstunden. So können sich solche Teilnehmerinnen und Teilnehmer, die beim Training in der Gruppe feststellen, dass sie in einzelnen Bereichen vielleicht nicht so gut mithalten können, wie sie sich das wünschen, zu Hause gezielt bestimmte Fähigkeiten fördern. Tägliches Üben bringt dabei meist spürbare Verbesserungen.

Das „Vielspiel" lässt sich in seinen Anforderungen sehr flexibel gestalten, bietet einfache Aufgabenstellungen für den Einstieg und lässt sich steigern bis zu sehr komplexen Denkvorgängen.

Zu den gegebenen Spielanleitungen lassen sich immer neue Regeln hinzufügen oder mehrere Einzelaufgaben zu neuen Formen kombinieren. Nicht nur immer schwieriger Werdendes macht den Reiz aus, sondern vor allem der Wechsel zwischen unterschiedlichen Beanspruchungen und immer wieder veränderten Aufgaben.

Das Spiel will dazu anregen, neue, eigene Variationen zu erfinden. Die hier aufgeführten Spielregeln sind als Beispiele zu verstehen. Lassen Sie sich vom vorhandenen Material inspirieren und finden Sie Ihre eigenen Spielversionen! Allein das Nachdenken über eigene Formen ist ein Stück Kreativität und Hirnleistungstraining.

Spielmaterial:
- 96 verschiedene vierfarbige Spielkarten.
- 11 Würfel:
  1 Augenwürfel,
  2 Ziffernwürfel,
  1 Farbwürfel,
  2 Symbolwürfel,
  1 Zeichen- oder Kategorienwürfel,
  (Zahl, Buchstabe, Silbe, Symbol, Pfeil, Farbkreis),
  4 Buchstabenwürfel mit allen Buchstaben des Alphabets.
- Ein Begleitheft mit vielen Spielbeispielen.

Trainingsmöglichkeiten

Abhängig von der gewählten Spielversion, lassen sich unterschiedliche geistige Fähigkeiten trainieren.

Wichtig ist – nicht nur im fortgeschrittenen Lebensalter – das Üben der geistigen Beweglichkeit. Im Mittelpunkt steht dabei vor allem das Arbeitsgedächtnis. Ein Training für das Langzeitgedächtnis ist mit dem Spielmaterial ebenfalls möglich. Ein gut funktionierendes Arbeitsgedächtnis ist der Schlüssel zur kompetenten Alltagsbewältigung. Wird der Kurzspeicher nicht regelmäßig gefordert, lässt die Hirnleistung spürbar nach.

Eine Vielzahl der beispielhaft dargestellten Übungen ist komplex aufgebaut und fordert Kurz- und Langzeitgedächtnis in Kombination, zum Beispiel Aufgaben zur Wortfindung.

Unter anderem lassen sich mit dem „Vielspiel" trainieren:
- Informationsverarbeitungsgeschwindigkeit,
- Reaktionsschnelligkeit,
- Merkspanne,
- Gedächtnis,
- Konzentration,
- (Dauer-)Aufmerksamkeit,
- Wahrnehmung,
- Kreativität,
- Fantasie,
- Assoziationsfähigkeit,

DAS VIELSPIEL

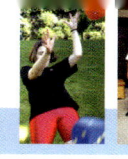

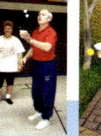

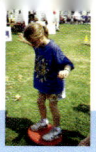

- Strukturbildung,
- Kombinationsfähigkeit,
- Wortfindung,
- Wortflüssigkeit,
- Satzbau,
- Rechnen,
- Orientierung,
- Koordination.

Dabei sind die verschiedenen Spielformen nicht immer eindeutig nur einem Wirkungsbereich zuzuordnen. Häufig werden unterschiedliche Fähigkeiten gleichzeitig gefordert und trainiert. Hier im Buch sind nur einige Spielbeispiele aufgeführt.

Wie bereits der Name „Das Vielspiel" deutlich macht, gibt es eine ungeheure Vielzahl weiterer Spielmöglichkeiten mit zahlreichen Variationen. Wer nicht gern Spielanleitungen liest und sich lieber ab und zu mal zu einer neuen Form inspirieren lässt, kann im Internet fündig werden. Die Autorin stellt auf ihrer Website unter der Rubrik „Tipps" regelmäßig wechselnd Spielvorschläge für „Das Vielspiel" vor: www.denk-werkstatt.com.

Die Spielkarten haben einen gleichbleibenden Aufbau mit einer Unterteilung jeder Karte in fünf Felder. Bewusst sind alle Karten in den vier psychologischen Grundfarben gestaltet – Blau, Rot, Gelb und Grün. Das Erkennen und Benennenkönnen von Farben ist eng mit Sprachentwicklung verknüpft. Außerdem sind die Farben über die eigentlichen Zeichen hinaus zusätzlich nutzbare Informationen, die dem Gehirn Impulse geben.

Die Karten haben eine Leserichtung. Bei vielen Spielversionen ist es zusätzliches Training, wenn die Karte (für einige Spielerinnen und Spieler) gedreht, also nicht in Leserichtung liegt. Sie muss dann oft in Gedanken quasi umgedreht werden, um die Zeichen richtig zu erkennen. Das fordert das Gehirn noch mehr als das gewohnte Lesen, das uns meist zur Routine geworden ist.

Auf jeder Karte (siehe Abb. 12) ist oben links ein Farbkreis, oft von den Teilnehmenden als „Ball" bezeichnet, abgebildet. Ebenfalls auf allen Karten ist ein Pfeil zu finden. Außerdem enthält jede Karte ein Symbol. Die übrigen Informationen – Zahlen, Buchstaben und Silben – sind jeweils nur auf zwei Drittel aller Karten zu finden. Mit Ausnahme des Farbkreises befinden sich die Zeichen an immer wechselnden Positionen.

>> **BRAINFITNESS**

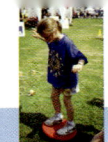

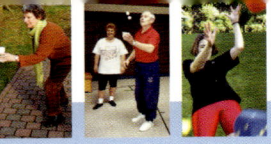

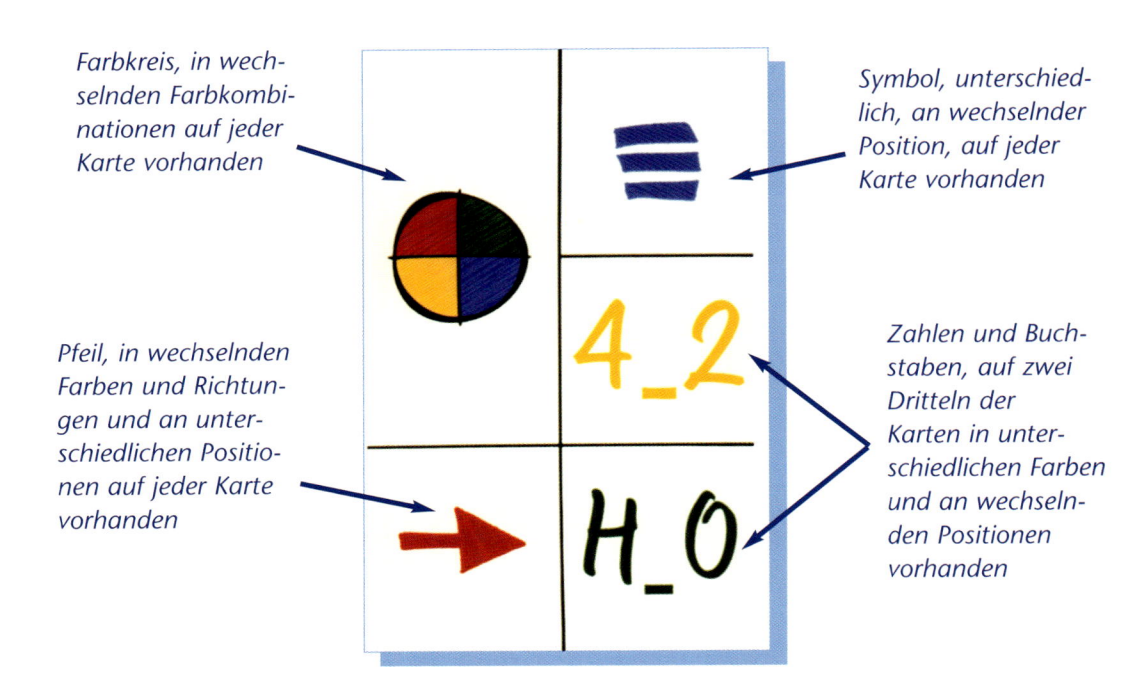

Farbkreis, in wechselnden Farbkombinationen auf jeder Karte vorhanden

Symbol, unterschiedlich, an wechselnder Position, auf jeder Karte vorhanden

Pfeil, in wechselnden Farben und Richtungen und an unterschiedlichen Positionen auf jeder Karte vorhanden

Zahlen und Buchstaben, auf zwei Dritteln der Karten in unterschiedlichen Farben und an wechselnden Positionen vorhanden

Abb. 12: Beispiel einer Spielkarte

9.2 Die Spielkarten und ihre Anpassung an den Sportbetrieb

Für die bewegten Formen des „Vielspiels" werden in der Regel Original-Spielkarten verwendet. Je nach Gruppengröße, werden meist ein oder zwei Spiele benötigt. Fast alle hier aufgeführten Spielbeispiele kommen bei bis zu 15 Personen mit einem Spiel aus.

Für einige Versionen werden einzelne Vergrößerungen benötigt. Diese sind am einfachsten per Farbkopierer herzustellen: Karte auf DINA4-Größe kopieren und laminieren. Als Laminate sind die Karten unempfindlich und abwaschbar, und sie können in der Sporthalle ebenso eingesetzt werden wie in freier Natur.

Bei Verwendung von Original-Karten als aufgehängte Posten ist es sinnvoll, diese in Prospekthüllen zu schieben, um sie besser und schonender aufhängen zu können. Das gleiche Verfahren empfiehlt sich, wenn einzelne Zeichen der Karten auf DINA4-Größe geschrieben oder gezeichnet werden.

Wer nicht so viel Wert auf Perfektion legt oder die Anwendbarkeit in den eigenen Gruppen zunächst nur einmal ausprobieren möchte, kann selbst die notwendigen Zeichen auf Karton schreiben bzw. zeichnen mit Pinsel oder dickem Filzstift. Gleiches gilt, sofern kein Original-Kartenspiel als Muster vorhanden ist. Dann ist zusätzlich eigene Kreativität bei der Herstellung gefragt, denn es müssen Symbole erfunden und diese mit Buchstaben und Zahlen selbst kombiniert werden.

9.3 Bewegtes „Vielspiel"

Bei der Darstellung hier wird in der Reihenfolge bewusst so vorgegangen, dass zunächst immer nur **ein** Kartenfeld genutzt wird. Das zwingt die Spielenden, aus der Fülle an Informationen immer nur die jeweils im Augenblick wichtige herauszufiltern und die übrigen auszublenden – eine Fähigkeit, die bei der Informationsflut in unserem Alltag von höchster Bedeutung ist.

Begonnen wird nur mit den Spielkarten. Erst später werden die Würfel hinzugenommen.

Rot = Klatsch! Gelb = Stampf!

Material: Nur die Spielkarten.

Organisationsform: In Kleingruppen am Tisch oder stehend um einen Kasten.

Die Karten werden gemischt und als Stapel verdeckt in die Tisch-/Kastenmitte gelegt. Reihum deckt eine Spielerin oder ein Spieler eine Karte auf und legt sie für alle sichtbar in die Mitte. Ist die jeweilige Aufgabe auf einer Karte erledigt, wird sofort die nächste Karte aufgedeckt.
   Nur der Farbkreis ist im Blick. Alle anderen Informationen sind ohne Bedeutung.

Aufgabe: Karte aufdecken und jeweils so oft klatschen, wie Farbenanzahl im Farbkreis, also 1-4 x.

BRAINFITNESS

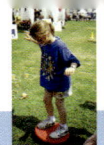

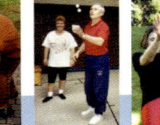

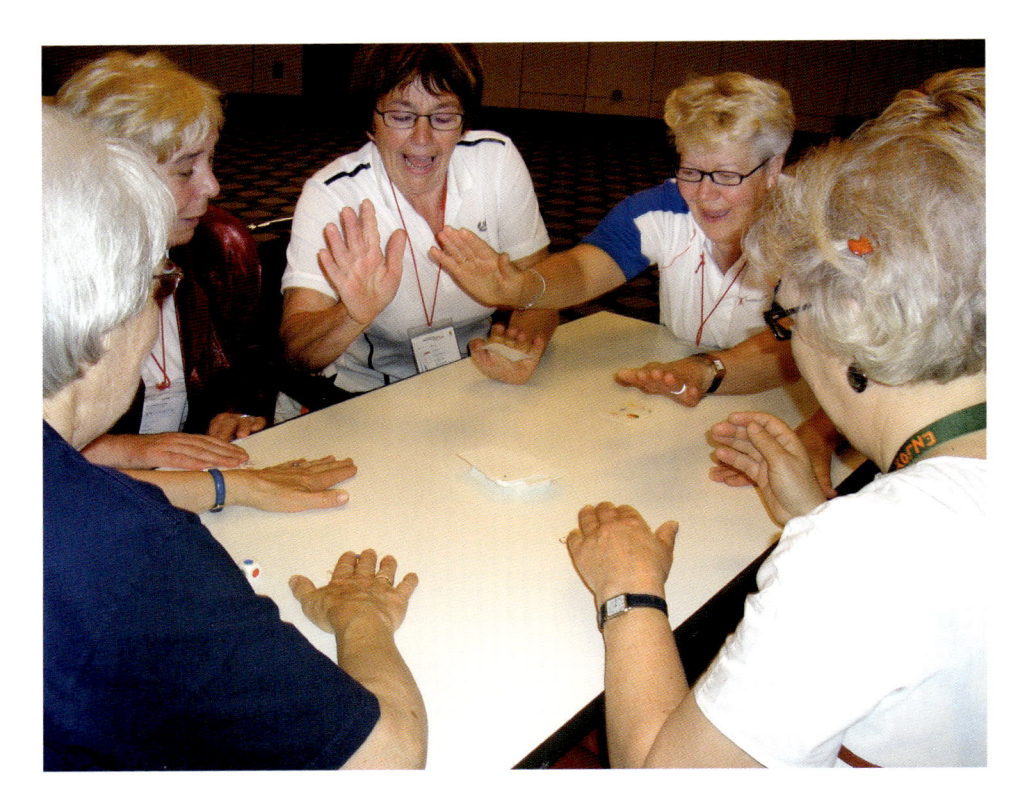

Variation 1: Wie oben, aber wenn Rot im Kreis enthalten ist, 1 x auf den Tisch/Kasten klopfen.

Variation 2: Wie oben, aber so oft klopfen, wie rote Viertelkreise vorhanden sind.

Variation 3: Wie oben, doch wenn Gelb, aber kein Rot im Kreis enthalten ist, statt des Klopfens mit den Füßen stampfen.

Variation 4: Wie oben, aber sind Rot und Gelb enthalten, muss geklopft und gestampft werden.

Variation 5: Wie oben, aber sind Rot und Gelb enthalten, wird so oft, wie rote und gelbe Viertelkreise vorhanden sind, in die Hände geklatscht und gleichzeitig laut „Aaaahhh" gerufen.

Variation 6: Wie oben, aber wenn Gelb nicht enthalten ist, Arme schnell entsprechend der Farbanzahl nach oben strecken und „Iiiiihhhh" rufen.

Hände hoch!

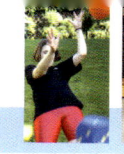

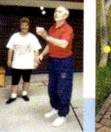

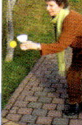

Material: Nur die Spielkarten.

Organisationsform: In Kleingruppen am Tisch oder stehend um einen Kasten.

Die Karten werden gemischt und als Stapel verdeckt in die Tisch-/Kastenmitte gelegt. Reihum deckt eine Spielerin oder ein Spieler eine Karte auf und legt sie für alle sichtbar in die Mitte. Ist die jeweilige Aufgabe auf einer Karte erledigt, wird sofort die nächste Karte aufgedeckt.
   Nur der Farbkreis ist im Blick. Alle anderen Informationen sind ohne Bedeutung.

Aufgabe: Die Person, in deren Richtung der Pfeil zeigt, sagt möglichst schnell die Farbe, in der der Pfeil gedruckt ist.

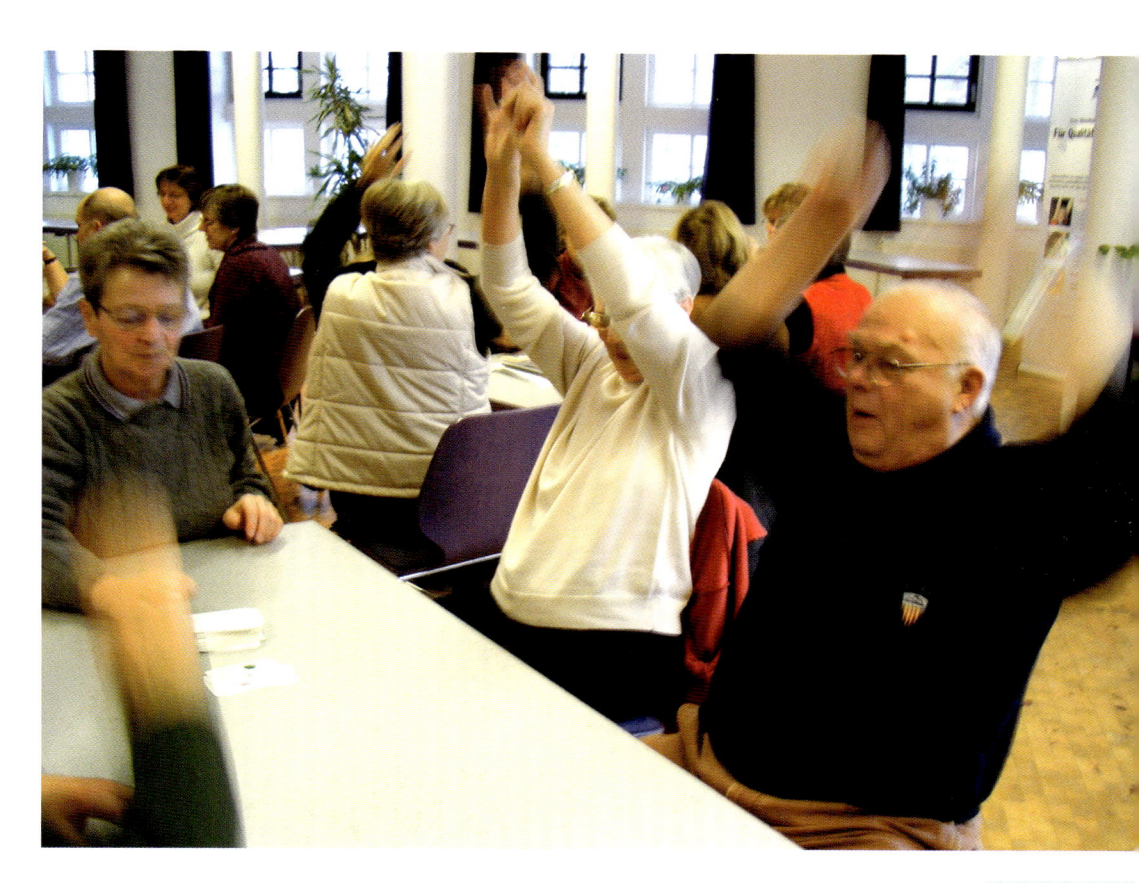

>> **BRAINFITNESS**

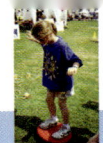

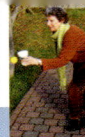

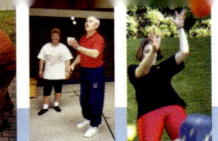

Variation 1: Alle bewegen möglichst schnell beide Arme in die Richtung, die der Pfeil – von ihrem Platz aus gesehen – anzeigt. Bewegungseingeschränkte Spielerinnen und Spieler können anstelle der Arme auch nur die Unterarme oder nur die Daumen in die geforderte Richtung bewegen.

Variation 2: Wie oben, aber es sollte immer die Leserichtung der Karte zugrunde gelegt werden. Einige Spielende werden immer die Karte verdreht sehen und müssen sich die richtige Richtung vorstellen. Deshalb sollte die aufgedeckte Karte immer in unterschiedliche Richtungen gelegt werden, sodass alle mal in Leserichtung und mal verdreht denken müssen.

Variation 3: Wie oben, aber die Spielerinnen und Spieler sprechen die Richtung laut mit – oben, unten, rechts, links, schräg oben, schräg unten – und sorgen dadurch zusätzlich für vermehrte Hirndurchblutung.

Variation 4: Wie oben, aber die Arme sollen in die der Pfeilrichtung entgegengesetzte Richtung zeigen.

Variation 5: Wie oben, aber in Kombination von Bewegen und Sprechen, das heißt, die Spielerinnen und Spieler bewegen die Arme entgegen der Pfeilrichtung und sprechen dabei die Bewegungsrichtung mit. Zeigt also der Pfeil auf der Karte nach oben, so gehen alle Arme nach unten, und es wird laut „unten" gesprochen.

Variation 6: Wie oben, aber die auf der Karte angezeigte Richtung wird gesprochen, während sich die Arme in die entgegengesetzte Richtung bewegen. Zeigt also der Pfeil auf der Karte nach oben, so wird „oben" gesprochen, während die Arme nach unten zeigen.

Variation 7: Wie oben, aber andersherum, das heißt, zeigt der Pfeil auf der Karte nach oben, so wird „unten" gesprochen, und die Arme bewegen sich in die angezeigte Richtung nach oben.

Variation 8: Wie oben, aber die Pfeilfarbe gibt an, was genau zu tun ist. Zum Beispiel bedeutet ein roter Pfeil, dass das Gegenteil zu tun ist, ein blauer, dass mitgesprochen werden muss usw.

Variation 9: Die Teilnehmenden nennen nach dem Aufdecken möglichst schnell die Himmelsrichtung, in die der Pfeil zeigt – Norden, Süden, Osten, Westen oder Nordwesten usw.

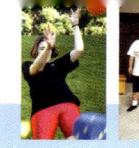

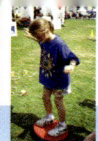

1, 2, 3 ... steh!

Material: Nur die Spielkarten.

Organisationsform: In Kleingruppen am Tisch oder stehend um einen Kasten.

Die Karten werden gemischt und als Stapel verdeckt in die Tisch-/Kastenmitte gelegt. Reihum deckt eine Spielerin oder ein Spieler eine Karte auf und legt sie für alle sichtbar in die Mitte. Ist die jeweilige Aufgabe auf einer Karte erledigt, wird sofort die nächste Karte aufgedeckt.

Nur das Zahlenfeld ist im Blick. Alle anderen Informationen sind ohne Bedeutung. Da nur auf zwei Drittel der Karten ein Zahlenfeld vorhanden ist, wird bei fehlendem Zahlenfeld sofort die nächste Karte aufgedeckt.

Aufgabe: Schnell die beiden Zahlen addieren und das Ergebnis pantomimisch in die Luft malen.

Variation 1: Schnell die kleinere von der größeren Zahl abziehen und das Ergebnis pantomimisch in die Luft malen.

Variation 2: Schnell die beiden Zahlen miteinander multiplizieren und das Ergebnis jeweils dem rechten Nachbarn mit dem Finger auf den Rücken schreiben.

Variation 3: Wie oben, aber die Farbe der Zahlen gibt die Rechenart an, zum Beispiel Blau = Addieren, Rot = Subtrahieren ...

Variation 4: Die Gruppe zählt reihum durch. Dabei merkt sich jede(r) die eigene Zahl bzw. die eigenen zwei Zahlen. Bei fünf Personen je Gruppe hat also A zum Beispiel die 0 und die 5, B die 1 und die 6 usw. Wird eine Karte aufgedeckt, stehen die Spielerinnen und Spieler, deren Zahlen darauf stehen, möglichst schnell kurz von ihrem Platz auf. Dann wird die nächste Karte aufgedeckt.

Variation 5: Wie oben, aber ist die Zahl rot, müssen die Spielerinnen und Spieler aufstehen, sich einmal um die eigene Achse drehen und erst dann wieder setzen.

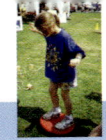

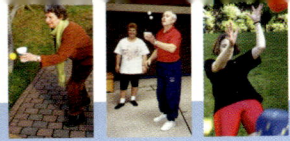

Bewegte Wörter

Material: Nur die Spielkarten.

Organisationsform: In Kleingruppen am Tisch oder stehend um einen Kasten.

Die Karten werden gemischt und als Stapel verdeckt in die Tisch-/Kastenmitte gelegt. Reihum deckt eine Spielerin oder ein Spieler eine Karte auf und legt sie für alle sichtbar in die Mitte. Ist die jeweilige Aufgabe auf einer Karte erledigt, wird sofort die nächste Karte aufgedeckt.

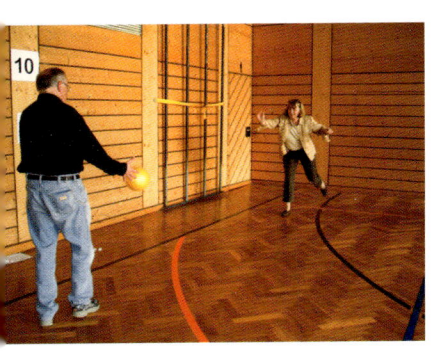

Nur das Buchstabenfeld ist im Blick. Damit sind die zwei Großbuchstaben (Versalien) gemeint. Alle anderen Informationen sind ohne Bedeutung. Da nur auf zwei Drittel der Karten ein Buchstabenfeld vorhanden ist, wird bei fehlendem Buchstabenfeld sofort die nächste Karte aufgedeckt.

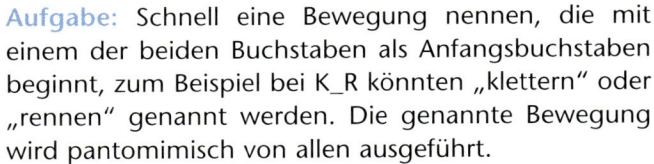

Aufgabe: Schnell eine Bewegung nennen, die mit einem der beiden Buchstaben als Anfangsbuchstaben beginnt, zum Beispiel bei K_R könnten „klettern" oder „rennen" genannt werden. Die genannte Bewegung wird pantomimisch von allen ausgeführt.

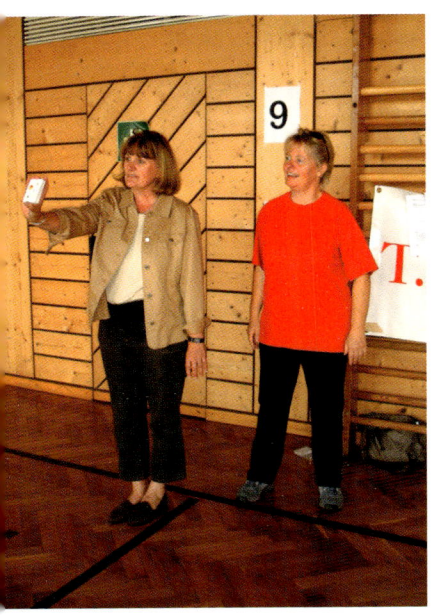

Variation 1: Wie oben, aber die Person, die die eine Bewegungsidee hat, nennt nicht den Begriff, sondern zeigt die Bewegung. Die anderen raten, welches Bewegungswort gemeint ist.

Variation 2: Jeweils eine Person der Gruppe geht einen der beiden Buchstaben als Raumweg. Die anderen raten, um welchen Buchstaben es sich handelt.

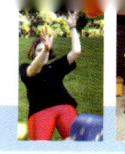

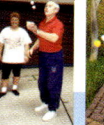

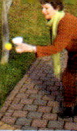

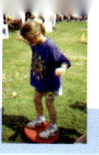

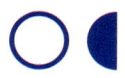

Geschichten spielen und erinnern

Material: Nur die Spielkarten.

Organisationsform: In Kleingruppen am Tisch oder stehend um einen Kasten.

Die Karten werden gemischt und als Stapel verdeckt in die Tisch-/ Kastenmitte gelegt. Reihum deckt eine Spielerin oder ein Spieler eine Karte auf und legt sie für alle sichtbar in die Mitte. Ist die jeweilige Aufgabe auf einer Karte erledigt, wird die nächste Karte aufgedeckt.

Aufgabe: Alle Felder einer Karte sind im Blick. Gemeinsam erzählt die Gruppe eine Nonsensgeschichte, in der alle vorhandenen Informationen untergebracht werden. Für die Karte (siehe Abb. 13) könnte die Geschichte zum Beispiel lauten:

Petra und Albert machen Urlaub in einer Pension. Immer, wenn sie aus dem Fenster sehen, blicken sie auf (➪ Farbkreis) einen tief blauen See (Viertelkreis unten links), der von saftig, grünen Wiesen (Viertelkreis oben links) umgeben ist. Als sie einmal hinausgehen und durch das Gras (Viertelkreis oben rechts) waten, verletzt sich Petra. Sie tritt in einen spitzen Stein. Das Blut (Viertelkreis unten rechts) läuft so heftig, dass beide umkehren müssen (Pfeil) und zurück zur Pension gehen. Dabei folgen sie immer der Raute (Symbol), die als Wegzeichen die Route kennzeichnet.

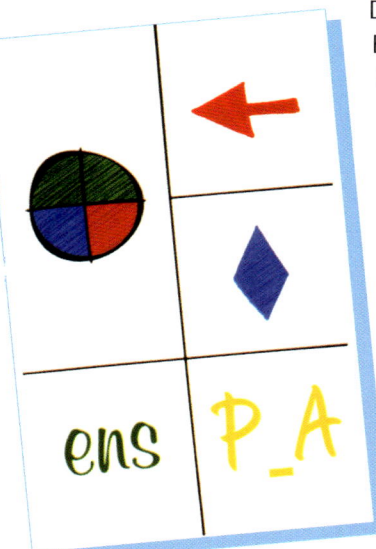

Dabei werden die genannten Informationen jeweils von Bewegungen begleitet, mindestens eine Bewegung je Feld auf der Karte.

Anschließend wird die Karte umgedreht. Nach einer kurzen Ablenkungsphase sollen so viele Details wie möglich mithilfe der Bewegungen erinnert werden. Welche Buchstaben standen auf der Karte? Welche Silbe? Welche Farbkombination hatte der Farbkreis? usw. Kann die Geschichte fehlerfrei nacherzählt werden? Klappt es auch noch nach mehreren Durchgängen mit unterschiedlichen Karten, gemeinsam die erste Geschichte zu wiederholen?

Abb. 13: Beispiel einer Spielkarte, nach der eine Fantasiegeschichte erfunden und mit Bewegungen untermalt wird.

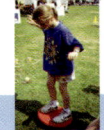

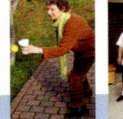

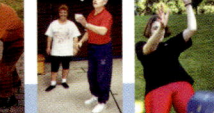

Karten tauschen

Material: Nur die Spielkarten.

Organisationsform: Alle bewegen sich frei im Raum. Die Kartenbox liegt an zentraler Stelle aus, sodass die Spielerinnen und Spieler ständig ihre Karten tauschen können. Dabei sollte klar gekennzeichnet sein, welche Karten noch neu sind und welche schon im Spiel waren, damit nicht immer die gleichen Karten getauscht werden.

Aufgabe: Alle Spielerinnen und Spieler nehmen sich jeweils eine Karte. Diese betrachten sie kurz und halten sie dann vor sich. Dabei bewegen sie sich gehend durch den Raum. Im Vorbeigehen vergleichen sie schnell die Informationen der eigenen Karte mit denen der Entgegenkommenden. Gibt es eine Übereinstimmung, das heißt mindestens ein gleiches Zeichen auf beiden Karten, so wird getauscht. Nur beim Pfeil (der ja auf jeder Karte vorhanden ist) und beim Farbkreis müssen die Farben als weiteres Merkmal übereinstimmen. Bei den anderen Zeichen ist die Farbe nicht von Bedeutung.

Nach drei Tauschvorgängen wird die Karte gegen eine neue gewechselt. Der Kartenstapel zum Wechseln liegt an einer zentralen Stelle im Raum.

Raumwege

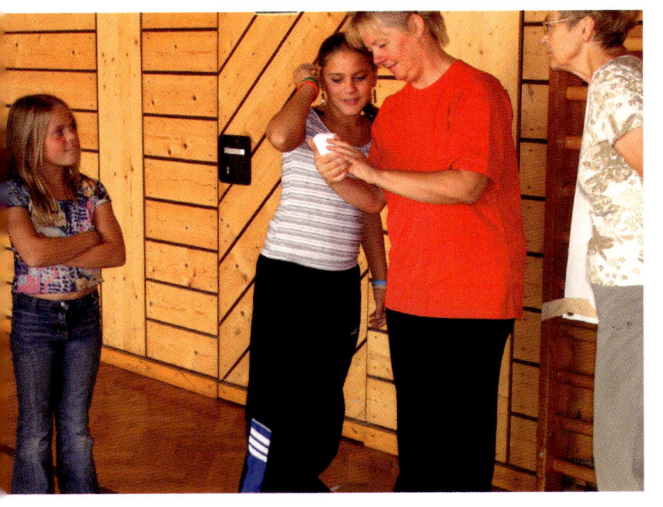

Material: Nur die Spielkarten.

Organisationsform: Zu Paaren, verteilt im Raum.

Aufgabe: Die Spielerinnen und Spieler finden sich zu Paaren zusammen. Jedes Paar nimmt sich einen kleinen Stapel Karten (ca. 5-10). A nimmt die oberste Karte, zeigt diese auch B, wählt für sich ein beliebiges Zeichen aus und geht das Zeichen als Raumweg. B soll erraten, um welches Zeichen es sich handelt. Anschließend wird gewechselt.

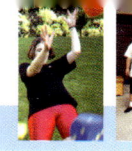

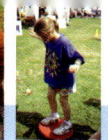

Richtungswechsel

Material: Nur die Spielkarten.

Organisationsform: Einzeln, verteilt im Raum. Großer Platzbedarf!

Jede(r) hat einen kleinen Stapel von ca. 8-10 Karten so in der Hand, dass immer die obere Karte offen zu sehen ist. Nur die Pfeile und – falls vorhanden – die Zahlenfelder – sind zu beachten. Alle anderen Informationen sind ohne Bedeutung.

Aufgabe: Die Spielerinnen und Spieler gehen in Pfeilrichtung so viele Schritte, wie die Zahlen im Zahlenfeld als Summe ergeben, also zum Beispiel bei 5_3 acht Schritte. Ist kein Zahlenfeld auf der Karte vorhanden, sind immer 10 Schritte in Pfeilrichtung zu gehen. Gibt die nächste Karte einen Richtungswechsel vor, ist eine entsprechende Drehung erforderlich. Es wird immer vorwärts gegangen. Ist eine Karte erledigt, wird sie nach hinten gesteckt. Der Kartenstapel kann mehrmals durchgegangen werden.

Bei den Raumwegen sind nicht nur die eigenen Richtungswechsel zu beachten. Es ist geteilte Aufmerksamkeit gefordert, denn gleichzeitig sollen Zusammenstöße verhindert werden. Das heißt, die anderen Spielerinnen und Spieler sind zu beachten. Läuft eine Spielerin oder ein Spieler nach der Kartenvorgabe vor eine Wand, darf eine Richtungskorrektur um 90° vorgenommen werden.

Variation: Wie oben, aber es wird auch rückwärts und seitwärts gegangen. Nur mit geübten Gruppen und in risikofreiem Gelände!!!

Informationen erlaufen

Material: Nur die Spielkarten.

Organisationsform: Einzeln, verteilt im Raum. Großer Platzbedarf!

Hier kommt es nicht nur auf schnelles Laufen und allgemeine körperliche Fitness an, und auch mit hoher geistiger Leistungsfähigkeit allein ist es nicht getan. Die individuell richtige Kombination von beidem zu finden, ist das Geheimnis, das zum Erfolg führt.

BRAINFITNESS

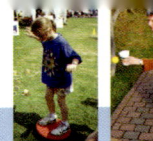

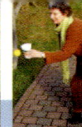

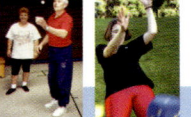

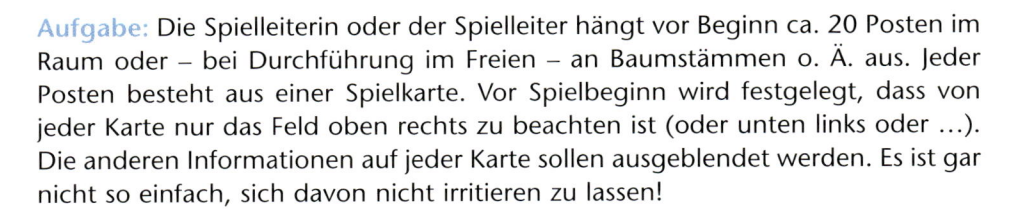

Aufgabe: Die Spielleiterin oder der Spielleiter hängt vor Beginn ca. 20 Posten im Raum oder – bei Durchführung im Freien – an Baumstämmen o. Ä. aus. Jeder Posten besteht aus einer Spielkarte. Vor Spielbeginn wird festgelegt, dass von jeder Karte nur das Feld oben rechts zu beachten ist (oder unten links oder …). Die anderen Informationen auf jeder Karte sollen ausgeblendet werden. Es ist gar nicht so einfach, sich davon nicht irritieren zu lassen!

Alternativ kann mit Zetteln gearbeitet werden, auf denen die Übungsleiterin bzw. der Übungsleiter jeweils eine Information von einem Feld einer beliebigen Spielkarte aufmalt oder -schreibt. Dabei kann es sich um zwei Zahlen, zwei Buchstaben, eine Silbe, ein Symbol, einen Farbkreis oder einen Pfeil handeln. Die Posten werden so befestigt, dass die Zeichen verdeckt hängen, also nicht schon von Weitem sichtbar sind, sondern jeweils beim Erreichen des Postens kurz angehoben werden müssen, um sie einsehen zu können.

Der Gruppe wird eine bestimmte Zeit vorgegeben, zum Beispiel 3-5 Minuten, abhängig von der Größe des Raums bzw. des Areals, in dem die Posten ausgehängt sind. Jede Spielerin bzw. jeder Spieler versucht, in der zur Verfügung stehenden Zeit, sich so viele Zeichen wie möglich zu erlaufen und einzuprägen. Dabei sollte nicht nur das oder die Zeichen stimmen, sondern auch die Farbe.

Nach dem Abpfiff treffen sich alle an einem fixen Punkt. Dort lenkt die Spielleiterin bzw. der Spielleiter die Gruppe kurz ab, zum Beispiel mit einer einfachen Kopfrechenaufgabe. Erst danach verteilen sich alle auf vorher ausgelegte Blätter und Stifte, und jede bzw. jeder schreibt oder zeichnet alle die Zeichen auf, die ihm bzw. ihr noch in Erinnerung sind. Für dieses Abrufen steht ebenfalls eine festgelegte Zeit, zum Beispiel 60 Sekunden, zur Verfügung. Die Farbe der Zeichen wird entweder mit den entsprechenden Farbstiften angegeben (ist aber sehr aufwändig, weil jeweils vier Stifte zur Verfügung stehen müssen) oder einfach mit Abkürzungen für die Farben, also zum Beispiel „b" für „blau", „r" für „rot", „ge" für „gelb" und „gr" für „grün" hinter jedem Zeichen. Für jedes richtige Zeichenfeld gibt es einen Pluspunkt, für jedes falsche wird ein Minuspunkt gerechnet.

Es nützt also wenig, wenn jemand ein gutes Lauftempo vorlegt, in der zur Verfügung stehenden Zeitspanne alle Posten anläuft und die Zeichen einspeichert, wenn diese am Ende nach der Ablenkungsphase nicht in vollem Umfang wieder abgerufen werden können. Erst mit einiger Übung kann hier jeder bzw. jede Einzelne das richtige Maß für die eigene Leistungsfähigkeit finden, die richtige Kombination aus Einsatz geistiger und körperlicher Fitness erreichen. Außerdem kommt es auf gute Planung und gute Beobachtung der anderen Spielerinnen und Spieler an, damit sich nicht alle gleichzeitig am selben Posten einfinden und Gerangel entsteht, wer zuerst das Zeichen ansehen darf.

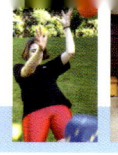

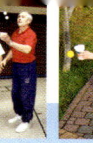

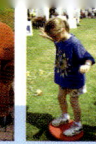

Variation 1: Wie oben, aber es werden nur Zahlenfelder als Posten eingesetzt.

Variation 2: Wie oben, aber es werden nur Silben als Posten eingesetzt. Dann sollte jedoch mit weniger Posten begonnen werden.

Variation 3: Wie oben, aber es wird in Mannschaften gespielt, die sich während der Laufphase nicht sprachlich verständigen dürfen. Die Einzelpunktwertungen werden addiert zu Mannschaftsergebnissen. Welche Mannschaft erreicht die höchste Punktzahl?

Variation 4: Wie Variation 3, aber zu Paaren anstelle der Mannschaften.

Variation 5: Wie oben, aber die Zeichen müssen nicht aktiv aufgeschrieben bzw. gezeichnet werden, sondern die Spielleitung teilt vorbereitete Blätter aus, auf denen viel mehr als die ausgehängten 20 Zeichenkombinationen stehen. Nach dem „Multiple Choice"-Prinzip kreuzen alle die Zeichen an, an die sie sich erinnern. Richtige und falsche Zeichen werden genauso gewertet wie in der Ausgangsversion.

Variation 6: Wie oben, aber es werden gezielt bestimmte Buchstaben unter die rund 20 Zeichenkombinationen gemischt, aus denen sich ein Wort bilden lässt, zum Beispiel werden - neben anderen Zeichen – „G_N", „R_I", „H_E" als Posten ausgehängt. Wer eines der beiden möglichen Lösungswörter GEHIRN oder HERING am Ende mit auf den Zettel schreibt, erhält fünf Sonderpunkte, sind beide Wörter vorhanden, gibt es 10 Sonderpunkte.

Variation 7: Wie oben, aber es gibt Sonderpunkte für diejenigen, die am Ende die Summe aller als Posten ausgehängten Zahlen richtig aufschreiben. Sind also – neben anderen Zeichen – die Zahlenkombinationen „7_5", „2_1", „9_6" und „5_3" als Posten vorhanden und jemand schreibt die Summe 38 auf, so sind damit wertvolle fünf Sonderpunkte errungen. Aber aufpassen: Nicht nur auf die Zahlen konzentrieren und darüber andere Zeichen vergessen!

Variation 8: Wie oben, für den letzten Spielteil, das Abrufen der erlaufenen Zeichen, werden keine Blancoblätter verteilt, sondern Skizzen des Raums bzw. des

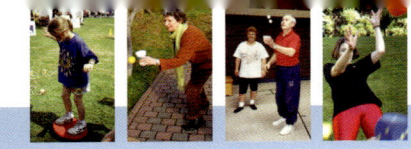

Geländes mit eingezeichneten Posten. Die Spielerinnen und Spieler versuchen, sich nicht nur an möglichst viele Zeichen zu erinnern, sondern sie erhalten jeweils einen Zusatzpunkt, wenn ein Zeichen dem richtigen Posten zugeordnet wird.

„Vielspiel"-Staffel

Material: Nur die Spielkarten.

Organisationsform: Mannschaften in Staffelform. Großer Platzbedarf!

Aufgabe: Mannschaften mit jeweils 3-4 Personen stellen sich in Staffelform auf. Beim Startzeichen laufen die ersten jeder Mannschaft zum – ca. 10 m entfernten – Zielpunkt, der zum Beispiel durch einen kleinen Kasten, einen Reifen o. Ä. markiert ist. An diesem Zielpunkt liegt verdeckt ein Stapel mit Karten des „Vielspiels". Dort angekommen, nimmt der Spieler bzw. die Spielerin die obere Karte herunter und deckt sie auf. Die dort abgebildeten Zeichen werden kurz – gut eine Sekunde je Feld – betrachtet. Danach läuft der Spieler bzw. die Spielerin mit der Karte in der Hand zurück zum Startpunkt der eigenen Mannschaft. Die Karte muss dabei verdeckt gehalten und darf nicht mehr angesehen werden. Bei der Mannschaft angekommen, gilt es, die Karte verdeckt abzulegen und so schnell wie möglich die darauf gesehenen Zeichen – also Zahlen, Buchstaben und Symbole – aus der Erinnerung erkennbar auf dort bereitliegendes Papier zu übertragen. Sobald die erste Spielerin bzw. der Spieler den Stift aus der Hand gelegt hat, darf der bzw. die Nächste starten. Für die Übertragung jeder Spielkarte ist jeweils ein neues Blatt Papier zu verwenden. Ist eine Mannschaft mit ihrer letzten Karte fertig, wird das Spiel abgepfiffen, und es kommt zur Auswertung.

Dazu wird jeweils eine Spielkarte neben das entsprechende Blatt Papier gelegt, auf das die Zeichen übertragen wurden. Für jedes erkennbar richtige Zeichen gibt's einen Punkt, für falsche Zeichen wird ein Punkt abgezogen. Welche Mannschaft hat die meisten Zeichen richtig übertragen?

Variation: Wie oben, aber die Zeichen sollen entsprechend ihrer Position auf der Spielkarte auf das Papier übertragen werden. Pluspunkte werden nur für die Zeichen vergeben, die an der richtigen Stelle stehen.

DAS VIELSPIEL

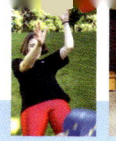

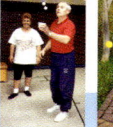

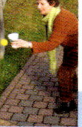

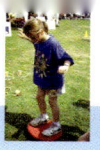

◯ Merk dir was!

Aufgabe: Die Spielleiterin bzw. der Spielleiter verteilt im Raum oder im Freien so viele Spielkarten des „Vielspiels", wie Personen mitspielen. Die Karten liegen oder hängen verdeckt und bilden quasi einen Parcours als Rundweg. Sie sollten eine deutlich erkennbare imaginäre Linie verfolgen. Zum leichteren Auffinden können auch Markierungskegel oder Eimer über die Karten gestülpt werden (unter dem Kegel oder Eimer können die Karten aufgedeckt liegen).

Jede Spielerin bzw. jeder Spieler hat ein kopiertes Blatt mit acht leeren Spielkartenfeldern (Kopiervorlage siehe Anhang, S. 156) auf einer Schreibunterlage und einen Stift bei sich. Zum Start wird an jeder Karte eine Person positioniert. Es gilt für alle Gruppenmitglieder, 8 x jeweils eine Spielkarte für wenige Sekunden zu betrachten, die Karte dann zuzudecken und die gesehenen Zeichen sofort auf das eigene Blatt mit den leeren Spielkartenfeldern zu übertragen. Danach wird gewechselt zur nächsten Kartenstation. Von einer Kartenstation zur nächsten muss eine kurze Strecke laufend zurückgelegt werden.

Die Spielleitung übernimmt die Zeitüberwachung bzw. die Start- und Stoppansagen. Die Laufphasen werden durch kurze Musikeinblendungen begleitet. Bei Musikstopp sucht jede Spielerin bzw. jeder Spieler die nächste Kartenstation auf. Auf das entsprechende Kommando der Spielleitung hin wird die Karte für ca. 6-7 Sekunden aufgedeckt und genau betrachtet. Nach dem Signal zum Zudecken sind wenige Sekunden Zeit zum Übertragen der Zeichen auf das eigene Blatt. Danach leitet die einsetzende Musik die nächste Laufrunde ein. Dieser Rhythmus wird fortgesetzt, bis acht Kartenstationen bearbeitet sind. Am Ende vergleichen alle die eigenen Aufzeichnungen mit den Spielkarten der angelaufenen Stationen. Für jedes richtige Zeichen gibt's einen Pluspunkt, für jede richtige Position einen weiteren Pluspunkt und für jedes falsche Zeichen einen Minuspunkt.

◐ Werfen und Wörter würfeln ...

Material: Alle vier Buchstabenwürfel, je Mannschaft ein Ball (oder Luftballon).

Organisationsform: Mannschaften, verteilt im Raum.

Aufgabe: Die Gruppe teilt sich in Kleingruppen mit je 3-5 Personen, die als Mannschaften gegeneinander spielen. Jede Mannschaft hat einen Ball.

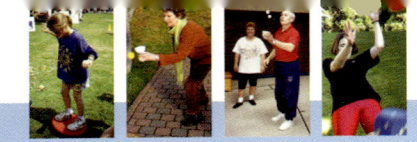

Die Übungsleiterin oder der Übungsleiter würfelt mit allen vier Buchstabenwürfeln gleichzeitig. Das Ergebnis jeden Wurfs verkündet sie bzw. er laut und für alle verständlich (deutliche Aussprache wichtig, um Hörfehler zu vermeiden).

Sobald alle die Buchstabenkombination gehört haben, beginnen sie mit dem Ballspiel. Je nach Trainingszustand der Gruppen kann der Ball einfach reihum zugeworfen oder kreuz und quer, bei Bedarf auch mit verschiedenen Wurfarten, gespielt werden. Niemand darf den Ball festhalten, er muss ständig in Bewegung bleiben.

Gleichzeitig versuchen die Mannschaften, ein Wort zu finden, im dem alle vier genannten Buchstaben in beliebiger Reihenfolge vorkommen. War die Würfelvorgabe zum Beispiel die Kombination L, S, I, U, so könnte eine Mannschaft auf das Wort GUMMISTIEFEL kommen. Die Mannschaft, die zuerst ein Wort findet, ruft laut: „Stopp!" Sie nennt dann ihr Wort. Entspricht es der Vorgabe, erhält sie einen Punkt. Danach beginnt die nächste Runde. Welche Mannschaft hat am Ende die meisten Punkte?

X-mal Rot

Material: Farbwürfel und ein oder beide Zahlenwürfel.

Organisationsform: Einzeln, verteilt im Raum, um einen Tisch, stehend im Kreis – je nach räumlichen Möglichkeiten.

Aufgabe: Zu Beginn des Spiels verabreden die Teilnehmenden zu jeder der vier Farben eine bestimmte Bewegung, zum Beispiel:

Blau = rechter Ellbogen zum linken Knie, danach gegengleich,
Rot = um den Stuhl/Tisch/Kasten … laufen,
Gelb = Arme im Wechsel in Hochhalte und U-Halte bringen,
Grün = in den Ballenstand gehen.

Dann wird reihum mit beiden Würfeln gleichzeitig gewürfelt. Wer gewürfelt hat, verkündet das Ergebnis der gesamten Gruppe, zum Beispiel „4 Rot". Alle sollen möglichst schnell diese Angabe in die Bewegungsaufgabe „4 x um den eigenen Stuhl/den Tisch/den Kasten … laufen" umsetzen. Bei „8 Gelb" müssen die Arme 8 x im Wechsel jeweils in Hoch- und U-Halte gebracht werden.

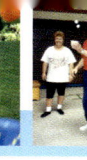

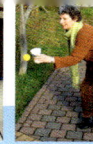

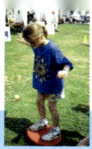

Werden beide Zahlenwürfel gleichzeitig mit dem Farbwürfel eingesetzt, so gibt die Summe beider Zahlen die Anzahl der Übungswiederholungen an. Bei „4 + 9 Grün" sollten alle 13 x nacheinander kurz in den Ballenstand gehen und wieder auf der ganzen Fußsohle stehen.

Fällt beim Zahlenwürfel der lachende Smilie, so kann die würfelnde Person die Zahl frei wählen und den anderen mitteilen. Fällt der traurige Smilie, so fällt die Übung aus, es muss neu gewürfelt werden.

Zeichen zählen

Material: Alle Spielkarten und alle Würfel.

Organisationsform: Einzeln oder zu Paaren, verteilt im Raum, in der Halle, in freier Natur.

Aufgabe: Eine bestimmte Anzahl von Spielkarten, abhängig von der Gruppengröße, mindestens jedoch 20 Karten, werden im Raum verteilt ausgelegt oder aufgehängt. Die Übungsleiterin oder der Übungsleiter würfelt gleichzeitig mit dem Farb- und dem sogenannten *Kategorienwürfel*. Auf dem Kategorienwürfel steht

- der geviertelte Kreis für alle Farbkreise,
- der Pfeil für alle Pfeile,
- die 1 für alle Zahlen,
- das A für alle Buchstaben,
- die Silbe „ate" für alle Silben,
- die drei Punkte für alle Symbole.

Fällt beim Würfeln zum Beispiel Blau und die 1, dann schwärmen alle aus und zählen jede(r) für sich, wie oft auf den ausgehängten Karten blaue Zahlen vorkommen. Ist das Würfelergebnis Rot und der geviertelte Kreis, dann gilt es zu zählen, in wie vielen Farbkreisen Rot vorkommt. Bei Grün und „ate" muss die Anzahl grüner Silben ermittelt werden usw. Nach jedem Durchgang werden die Zählergebnisse der Spielenden kurz verglichen.

Variation: Die Übungsleiterin oder der Übungsleiter setzt einzelne andere Würfel oder Würfelkombinationen ein. Dann müssen zum Beispiel die Dreier im

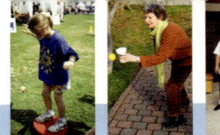

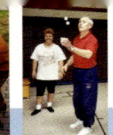

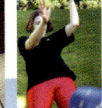

Raum gezählt werden oder die Rauten, vielleicht auch nur die in einer bestimmten gewürfelten Farbe.

Die vorangehend dargestellten Spielbeispiele sind ausdrücklich BEISPIELE, die zu eigenen Ideen anregen sollen. Es gibt hier keine festen Regeln!

Bei allen Formen des bewegten „Vielspiels" können und sollten die Arten der Fortbewegung variiert werden. Immer, wenn von Gehen oder Laufen die Rede ist, so ist durch die Übungsleiterin bzw. den Übungsleiter festzulegen, ob die Bewegungsrichtung vorwärts, rückwärts oder seitwärts gewählt wird. Schrittlänge und Tempo bieten weitere Möglichkeiten zur Veränderung. Zusätzliche Schwierigkeiten ergeben sich, wenn Hindernisse überwunden oder Materialien balanciert werden.

10

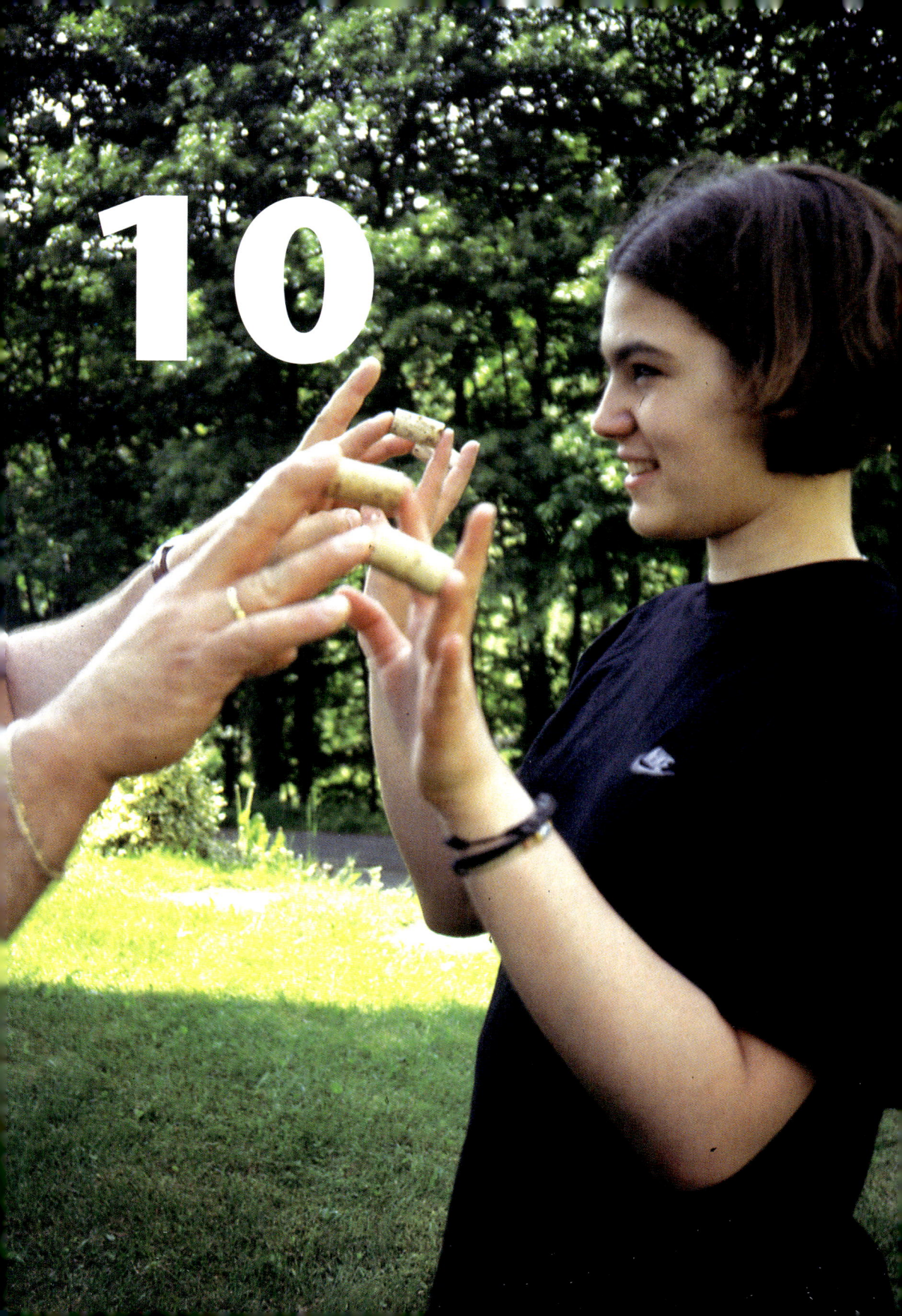

10 Gehirntraining im Verein

10.1 Wieder ein neues Angebot im Sport?

Ist Gehirntraining überhaupt im Verein richtig angesiedelt? Müsste es nicht von ganz anderen Trägern angeboten werden? Soll der Verein das nun auch noch machen? Diese und ähnliche Fragen werden sich bestimmt manche stellen, die das Stichwort hören. Deshalb sei hier noch einmal deutlich klargestellt: Gehirntraining ist kein neues Angebot für den Verein. Es wird in der Regel nicht in eigens dafür eingerichteten Übungsstunden angeboten, sondern es wird in bestehende Programme integriert. Viele Inhalte werden längst praktiziert, aber mit anderer Zielsetzung. Aktivitäten wurden früher nur unter dem Aspekt Bewegung betrachtet. Dies gilt für viele turnerische und sportliche Angebote.

Turnen und Sport greifen das Thema Gehirntraining in erster Linie deshalb auf, weil es ihre wichtige Aufgabe ist, positive Wirkungen von Turnen und Sport – also der Vereinsaktivitäten – entsprechend in der Öffentlichkeit darzustellen. Dazu muss vielen Übungsleiterinnen und Übungsleitern zunächst einmal bewusst gemacht werden, dass ihre Arbeit mehr beinhaltet als nur körperliche Aspekte.

So können die Vereine ihr Bewegungsangebot belassen wie bisher, unter Umständen Ergänzungen vornehmen. Vor allen Dingen aber sollten sie ihre Chance zur Bewusstseinsbildung in puncto Gehirntraining intensiv nutzen. Für die Übungsleiterinnen und Übungsleiter kann das Beschäftigen mit dem Gehirntraining zur Folge haben, dass sie vielleicht ihre Unterrichtsinhalte zum Teil verändern, bestimmte Übungen womöglich bewusser und gezielter einsetzen und eventuell im Aufbau ihrer Stunden die Übungsfolge verändern, um Denkkapazitäten ihrer Mitglieder besser auszunutzen.

Eine wichtige Aufgabe des Vereins ist seine Funktion als Anlaufstelle, als Begegnungs- und Kommunikationszentrum. Die Übungsleiterin oder der Übungsleiter ist Vertrauensperson und Beratungsstelle für Fragen und Probleme, die über die sportpraktische Betätigung weit hinausgehen. Es wird oft erwartet, dass diese Beratungsperson zu allgemein interessierenden Gesundheits- und Fitnessthemen Informationen bereithält.

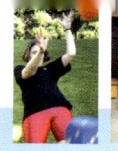

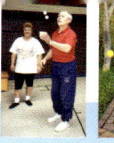

Gedächtnistraining, Hirnleistungstraining, Gehirn-Jogging – das sind Stichworte, die allgemein immer häufiger diskutiert werden, gerade auch von älteren Menschen, die vielfach Angst vor nachlassender geistiger Leistungsfähigkeit entwickeln. Wer eine Gruppe Erwachsener leitet, kann zwar nicht Expertin oder Experte auf all diesen Gebieten sein, sollte aber zumindest davon gehört und eine Vorstellung von den Inhalten haben. Außerdem sollte bekannt sein, dass gerade das Training des Arbeitsgedächtnisses für nicht mehr ganz junge Erwachsene Vorrang hat.

Manche Vereine – so zeigt die Erfahrung – möchten im Zusammenhang mit dem Thema Gehirntraining mehr tun. In die Angebotspalette vieler Vereine im Gesundheits- und Fitnessbereich lassen sich derartige Aktivitäten – bei entsprechender Kapazität – ideal integrieren. Die Verbindungen zwischen Bewegen und Denken sind eindeutig vorhanden. Da liegt es für manchen Verein nahe, die Chancen, die in diesem Zusammenhang liegen, konkret zu nutzen. Was zusammengehört – wie Bewegen und Denken –, möchten vielfach die Menschen am selben Ort – im Verein – finden. Insbesondere für ältere, oft nicht mehr so mobile Menschen, ist es wichtig, beim Verein im eigenen Einzugsbereich ein attraktives Angebot in erreichbarer Nähe und von einem vertrauenswürdigen Träger angeboten, zu finden. Unbekanntes – wie Gehirntraining – in einer bekannten Umgebung und mit der vom Turnen vertrauten Gruppe gemeinsam auszuprobieren, nimmt oft Skeptikern die Schwellenangst. So haben bereits Vereine neben ihrem regulären Übungsangebot Einführungskurse in Hirnleistungstraining/Gehirn-Jogging durchgeführt und sind damit bei ihren Mitgliedern auf reges Interesse gestoßen. In solchen Kursen können Jüngere und Ältere durchaus gemeinsam ihre geistige Beweglichkeit trainieren. Wichtig ist, die Leitung eines solchen Kurses einer dafür speziell ausgebildeten Person zu übertragen. Schließlich möchte auch kein Verein, dass nicht dafür Ausgebildete plötzlich Turnen und Sport anbieten. Mehr über die notwendige Qualifikation in Abschnitt 10.3 „Voraussetzungen und Qualifikation".

10.2   Organisations- und Angebotsformen für Gehirntraining/Hirnleistungstraining

Der Verein ist eigentlich der ideale Träger für spezielle Angebote wie Hirnleistungstraining neben seinen sportpraktischen Aktivitäten. Ideal deshalb, weil er die Chance hat – anders als viele andere Anbieter – seinen Mitgliedern nicht nur eine Einführung in die Techniken zu geben, sondern sie vor allen Dingen anschließend zum permanenten Üben zu motivieren. Die andernorts angebotenen Kurse beinhalten in der Regel sechs oder acht Übungseinheiten zur Einführung. Danach ist jede(r) auf sich selbst gestellt. Aber auch noch so intensives Hirnleistungstraining nützt nur dann, wenn es regelmäßig, das heißt möglichst täglich, betrieben wird. Im körperlichen Bereich ist es schließlich genauso wenig hilfreich, einmal jährlich die Bedingungen für das Sportabzeichen zu erfüllen und sich dann für den Rest des Jahres der körperlichen Inaktivität hinzugeben. Das regelmäßige Üben ist entscheidend – für den Körper wie für den Geist.

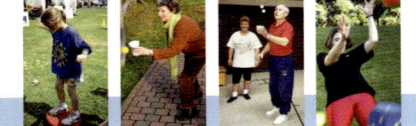

Der Verein bietet mit seiner Gruppe und Gemeinschaft eine hohe Verbindlichkeit und schafft Motivation. Er nimmt Schwellenängste beim Einstieg und kann Spaß und Freude am Weitermachen ermöglichen. Wichtig ist, zunächst Bewusstseinsbildung bei allen Vereinsmitgliedern zu betreiben, dass wir nicht nur für einen gesunden Körper, sondern auch für einen gesunden Geist ein hohes Maß an Eigenverantwortlichkeit haben.

Will ein Verein seine idealen Voraussetzungen nutzen und neben anderen Anbietern Gehirntraining/Hirnleistungstraining in sein Angebot einbeziehen, so sollte von vornherein klar sein, dass es dazu einer speziell dafür qualifizierten Person bedarf. Der Verein sollte daher die Möglichkeiten nutzen, die sich aus sinnvollen Kooperationen ergeben. Konkret bestehen für den Verein wahlweise folgende Möglichkeiten:

- Durchführung einer einmaligen Informationsveranstaltung (ca. 90 Minuten) unter Leitung einer ausgebildeten Fachkraft* zur ersten Einführung in das Thema für Mitglieder und (Noch-)Nicht-Mitglieder als Sonderveranstaltung.
- Durchführung eines Kurses für Gehirntraining/Hirnleistungstraining unter Leitung einer ausgebildeten Fachkraft* in der Regie des Vereins. Ein Kurs umfasst in der Regel acht Nachmittage oder Abende zu je 90 Minuten.
- Gemeinsamer Besuch eines von einem anderen Träger angebotenen Kurses mit der Vereinsgruppe.
- Nach gemeinsam absolviertem Kurs: 10 Minuten gemeinsames Hirnleistungstraining in Verbindung mit der sportpraktischen Übungsstunde, das heißt vorher oder besser im Anschluss.
- Gegenseitige Motivation und „Erfolgskontrolle" durch Erledigung und Vergleich von Gehirntrainingshausaufgaben zwischen den Vereinsübungsstunden.
- Aufbau einer Zusammenarbeit zwischen Übungsleiterinnen und -leitern des Vereins mit Fachkräften für Gehirntraining bzw. Kooperation zwischen Trägerorganisationen beider Seiten.

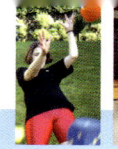

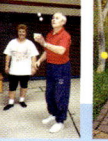

- Entsendung von interessierten Vereinsmitgliedern – das müssen nicht immer Übungsleiterinnen und Übungsleiter sein! – zu Ausbildungsmaßnahmen im Bereich des Gehirntrainings.
  * (erforderliche Qualifikation: siehe Abschnitt 10.3 „Voraussetzungen und Qualifikation")

10.3 Voraussetzungen und Qualifikation

Die grundsätzlich idealen Voraussetzungen für Gehirntraining/Hirnleistungstraining im Verein wurden bereits hinreichend beschrieben. Hier nun die konkreten Anforderungen im räumlichen und im personellen Bereich.

Für spezielle Angebote bzw. Kurse im Hirnleistungstraining wird ein Gruppenraum mit Tischen und Stühlen benötigt, keine Halle. Die Gruppe sollte im Idealfall ca. 12 Personen umfassen. Entsprechend ist der Platzbedarf. Günstig, aber nicht zwingend notwendig, ist neben den Tischen und Stühlen im selben Raum eine kleine Freifläche für Bewegungsspiele etc. Klassenräume in Schulen bieten häufig günstige Voraussetzungen. Allerdings sollte hier auf das Vorhandensein von Tischen und Stühlen für Erwachsene geachtet werden, denn das Sitzen und Arbeiten an Kindermöbeln ist alles andere als gesundheitsfördernd!

Fundierte Ausbildungen auf der Grundlage wissenschaftlicher Erkenntnisse und mit Schwerpunkten beim Training von Kurzspeicher und Arbeitsgedächtnis nach den in diesem Buch dargestellten Grundlagen bieten
- WissIOMed[1] und
- Gesellschaft für Gehirntraining (GfG) mit GfG TrainerKolleg[2].

Beide Organisationen verfügen über aktuelle Adressendateien von ausgebildeten Fachkräften zur Durchführung von Kursen im Gehirntraining. Sie vermitteln auf Anfrage Anschriften dieser Fachkräfte im Einzugsbereich interessierter Vereine.

Eine umfassende Ausbildung zur Gedächtnistrainerin bzw. zum Gedächtnistrainer bietet der
- Bundesverband Gedächtnistraining[3].

1, 2, 3 Anschriften: siehe Anhang „Adressen", S. 159f..

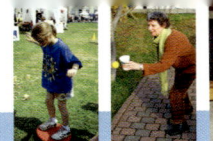

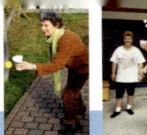

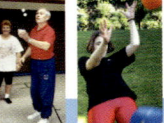

Darüber hinaus gibt es weitere Verbände und Institutionen, die sich mit Gehirn- und Gedächtnistraining beschäftigen. Diese bieten zum Teil auch Ausbildungen und Materialien an. Eine komplette Übersicht würde hier im Buch zu weit führen, zumal sich Faktoren wie Kosten, Schwerpunkte und Struktur der Ausbildungen etc. zu schnell ändern.

Wer sich konkret für eine Ausbildung im Gehirntraining interessiert, sollte sich zunächst umfassend über vorhandene Angebote informieren und sich dann nach eigenen Schwerpunkten und Interessen für einen Träger entscheiden.

Die Ausbildung zur Leitung von Kursen entspricht in Art und Umfang etwa einer Übungsleiterausbildung im Sport. Das heißt, eine spezielle berufliche Vorbildung in diesem Bereich ist für die Arbeit mit gesunden Menschen nicht erforderlich. Für die Ausbildung zur Durchführung von Hirnfunktionstherapie mit kranken Menschen ist eine berufliche Qualifikation im medizinisch-pflegerischen Bereich Voraussetzung.

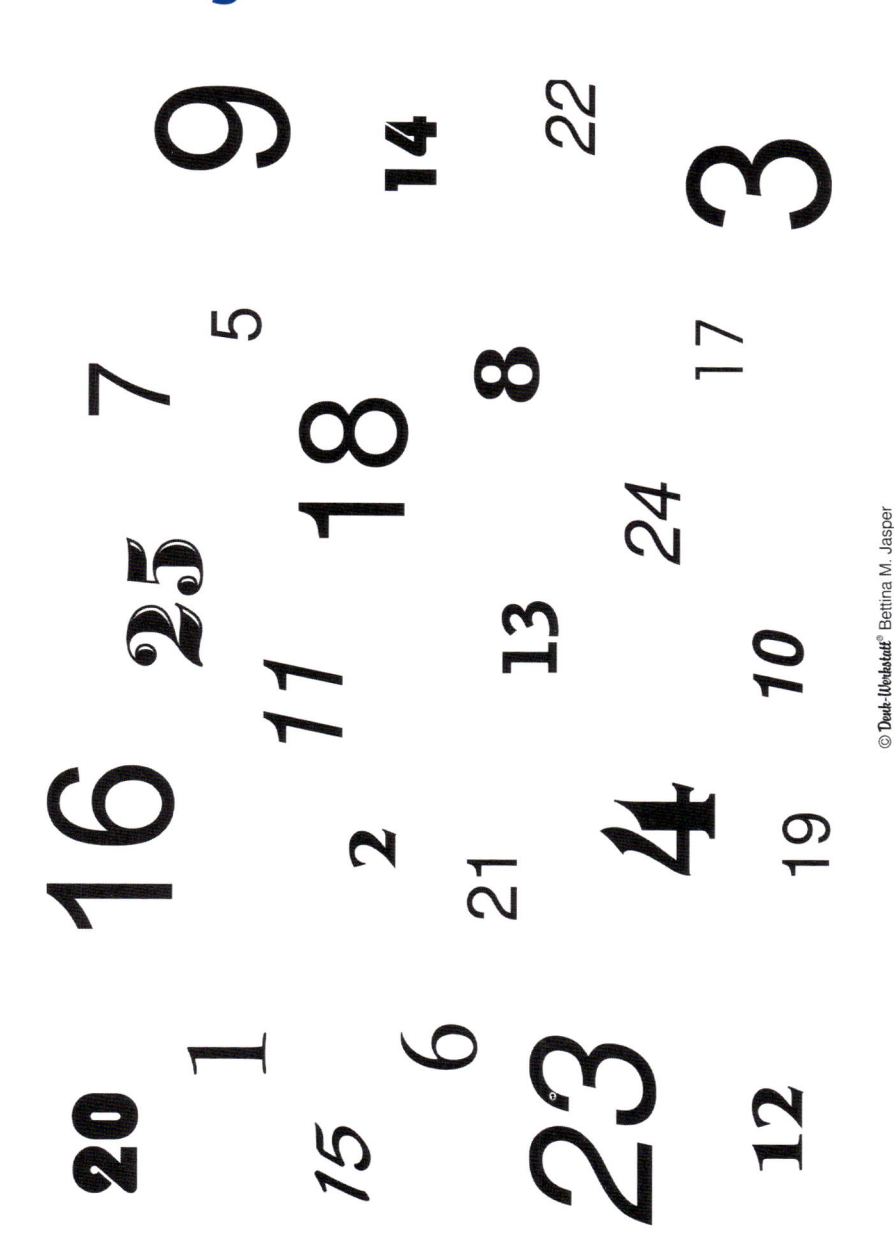

Anhang

20 16 1 25 7 5 9 14 22

15 6 2 11 18 8 17 3

21 13 24

23 4 10

12 19

© *Denk-Werkstatt* Bettina M. Jasper

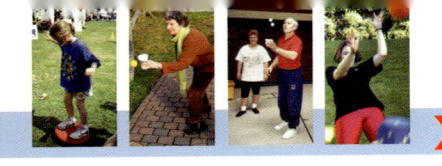

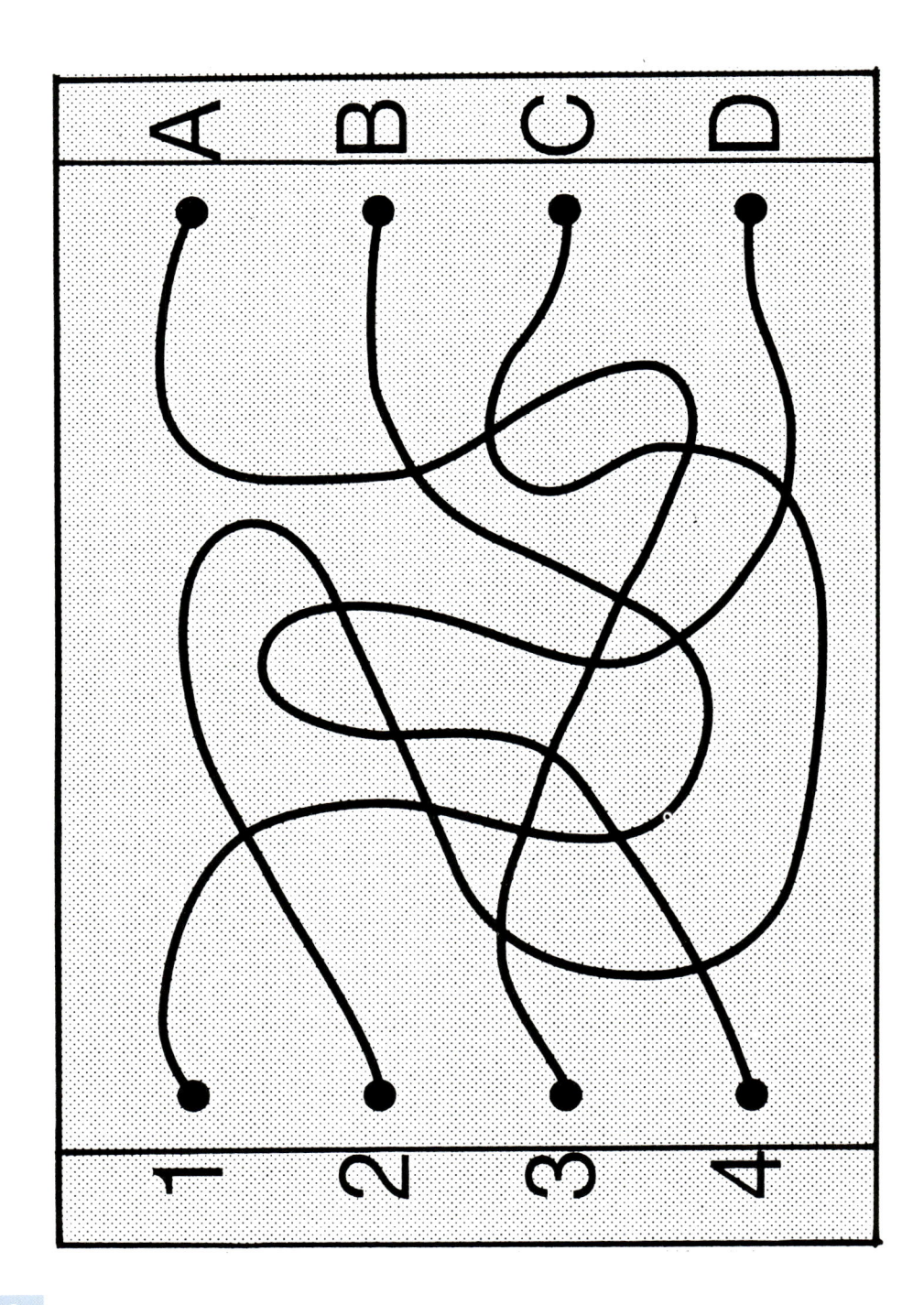

BRAINFITNESS

Geräusche-Orchester

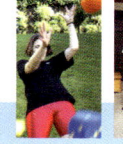

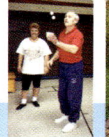

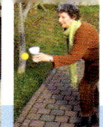

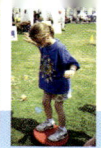

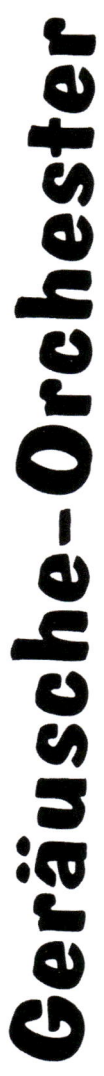

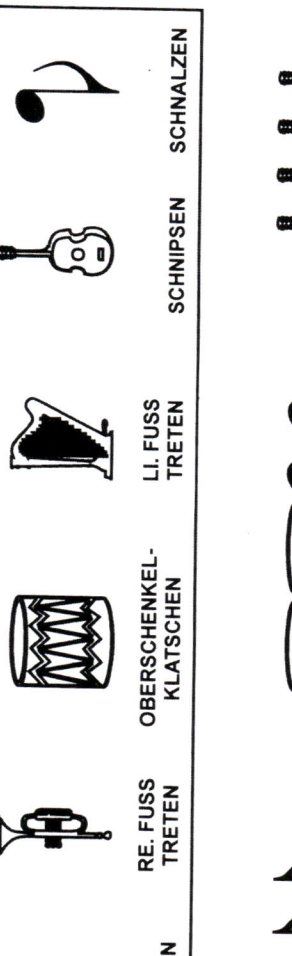

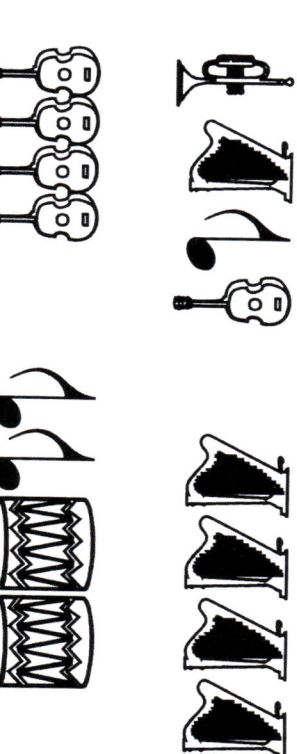

HÄNDE-KLATSCHEN — RE. FUSS TRETEN — OBERSCHENKEL-KLATSCHEN — LI. FUSS TRETEN — SCHNIPSEN — SCHNALZEN

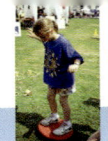

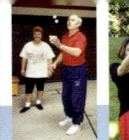

>> BRAINFITNESS

Der Brainfitness circuit - Denken und Bewegen an 1 + 10 Stationen
Laufzettel

Name:

Station 1: Bild-Wand
1. Gehen/Walken/Laufen am Platz
2. 20 Bilder einspeichern, ggfs. mit Zahlen

Station 2: Klammer-Affen
1. Als zusammengeklammertes Paar fortbewegen
2. Wörter im Buchstabenquadrat finden

Station 3: Knopf-Loch
1. So viele Knöpfe wie möglich schließen
2. Zahlenmuster streichen

Station 4: Eimerlauf
1. Sieben unter Eimern liegende Buchstaben erlaufen
2. Buchstaben hier zuerst aufschreiben und dann sortieren:

Station 5: Teil-Stücke
1. „Blind" Kugelschreiber zusammenschrauben
2. Puzzle legen

Station 6: Ball-Probe
1. Ball an die Wand werfen und fangen
2. Text mit Schreibfehlern lesen

Station 7: Tast-Kiste
1. Gegenstände ertasten und hier aufschreiben:

_____

_____

_____

2. Plakat „Bild-Wand" noch einmal intensiv betrachten und die Zahlen in den 20 Feldern addieren. Ergebnis: _____

Station 8: Litfasssäule
1. Mit Zeitungsblatt vor der Brust fortbewegen, ohne dass dies hinunterfällt
2. In einem Zeitungsartikel alle Doppelbuchstaben streichen

Station 9: Knopf-Augen
1. Knöpfe zu Paaren und Drillingen sortieren
2. Schachbrett-Muster ca. 10 Sekunden ansehen, dann aus dem Kopf hier übertragen:

Station 10: Balance-Akt
1. Über eine Langbank oder Linie balancieren, dabei möglichst viele Richtungswechsel, ohne das Gerät zu verlassen
2. Wörter mit passender Silbenzahl zum Thema X finden und hier eintragen:

1 Silbe	
2 Silben	
3 Silben	
4 Silben	
5 Silben	

Station 11: Seil-Laufen
1. Seil-Laufen und Anzahl der Seil-Durchschläge mitzählen
2. So viele der 20 Bilder wie möglich erinnern und an der richtigen Position im Schema eintragen, falls möglich, mit den dazugehörigen Zahlen:

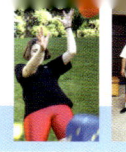

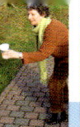

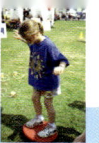

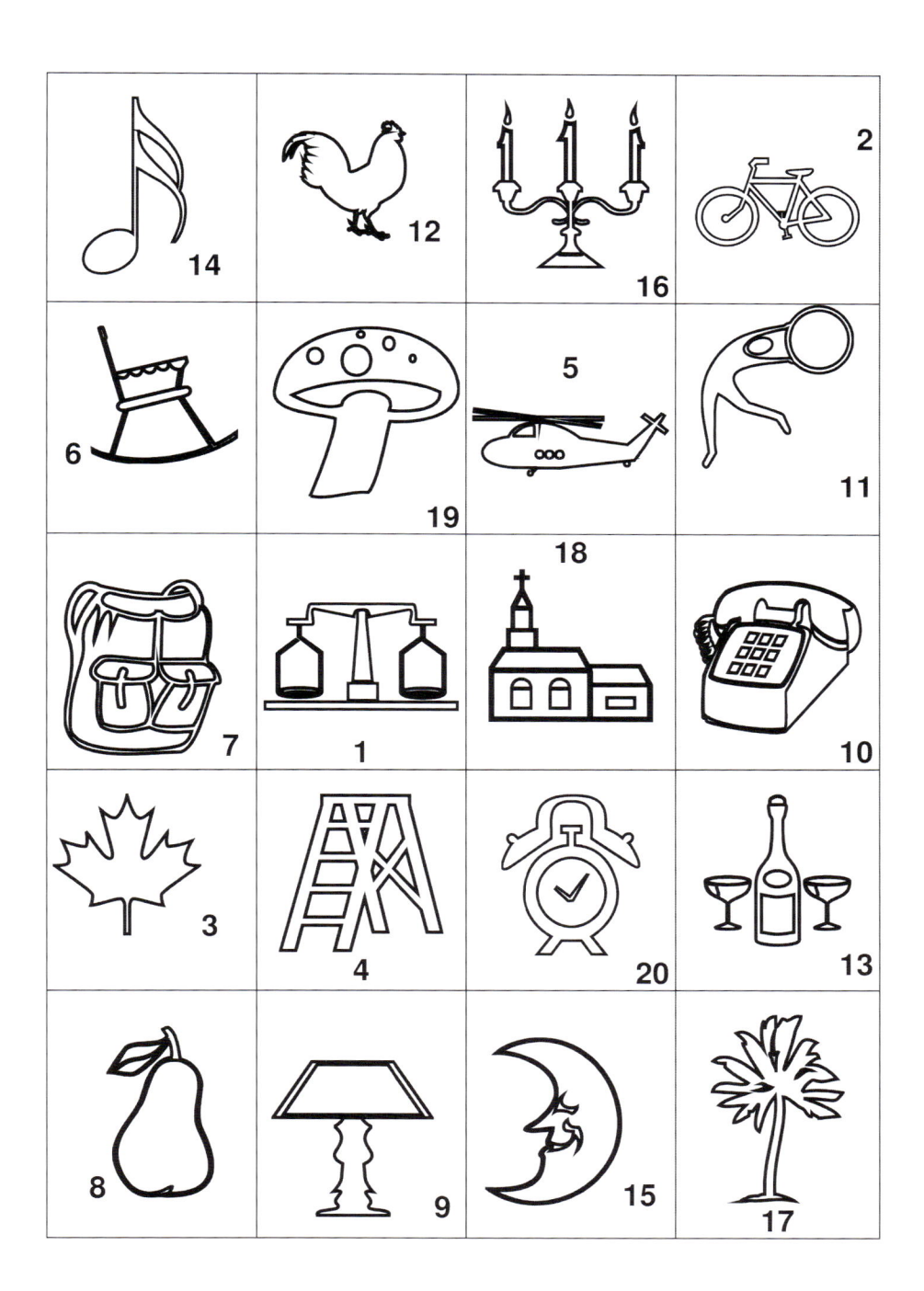

ANHANG

Buchstabenquadrat

Folgende Wörter sind im Buchstabenquadrat waagerecht, senkrecht und diagonal, vorwärts und rückwärts versteckt:

Turnen, Symbol, Gehirn, Aufgabe, Training, Geist, Bewegung, Wort, Verein, Denken, Gleichgewicht, Kurzspeicher, Fitness, Zahl, Laufen, Bild.

Finden Sie die Wörter und kreisen Sie sie ein!

D	E	W	O	R	T	M	O	L	S	Ü	X	T
U	Z	W	Q	B	R	C	A	O	M	W	S	E
F	Y	D	I	K	A	S	T	B	Ä	V	B	L
S	S	E	N	T	I	F	D	M	G	O	H	P
B	L	O	M	Y	N	L	D	Y	T	A	T	A
E	R	E	H	C	I	E	P	S	Z	R	U	K
W	N	C	I	B	N	O	Z	Y	S	F	R	O
E	E	S	V	K	G	K	M	U	G	E	N	K
G	F	G	E	H	I	R	N	A	U	L	E	W
U	U	N	R	H	J	P	B	Ö	G	F	N	A
N	A	J	E	D	S	E	I	F	Z	T	Y	B
G	L	E	I	C	H	G	E	W	I	C	H	T
R	U	V	N	T	S	I	E	G	R	W	I	N

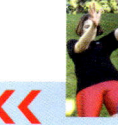

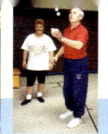

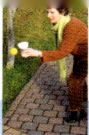

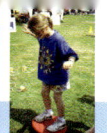

Zahlenmuster streichen

Beispiel

9̷6̷2̷
1̷2̷3̷
2̷3̷7̷
3̷4̷9
438

Spalte 1	Spalte 2	Spalte 3	Spalte 4
985	183	398	329
498	985	498	293
387	091	871	209
853	109	583	409
490	291	928	395
402	964	307	555
218	349	295	517
258	472	390	605
309	309	406	209
877	485	086	398
908	984	290	294
219	298	234	460
098	298	583	298
971	089	409	371
290	857	089	743
593	395	498	456
875	345	222	345
358	847	624	239
583	984	205	490
209	456	345	989
108	349	984	345
394	348	457	309
309	853	982	724
093	982	345	982
938	973	728	803
198	298	340	348
309	345	540	308
892	793	340	809
837	398	490	345
530	456	793	364
987	345	862	503

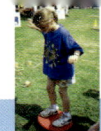

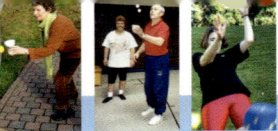

Buchstabensalat **SPORTARTEN**

Ordnen Sie die Buchstaben neu. Bei richtiger Zusammenstellung ergibt sich in jeder Zeile eine Sportart. Tragen Sie Ihre Lösungen neben dem Buchstabensalat ein.
Umlaute wurden aufgelöst, das heißt Ä = AE, Ö = OE, Ü = UE, ß = SS.

1 DURREN _____

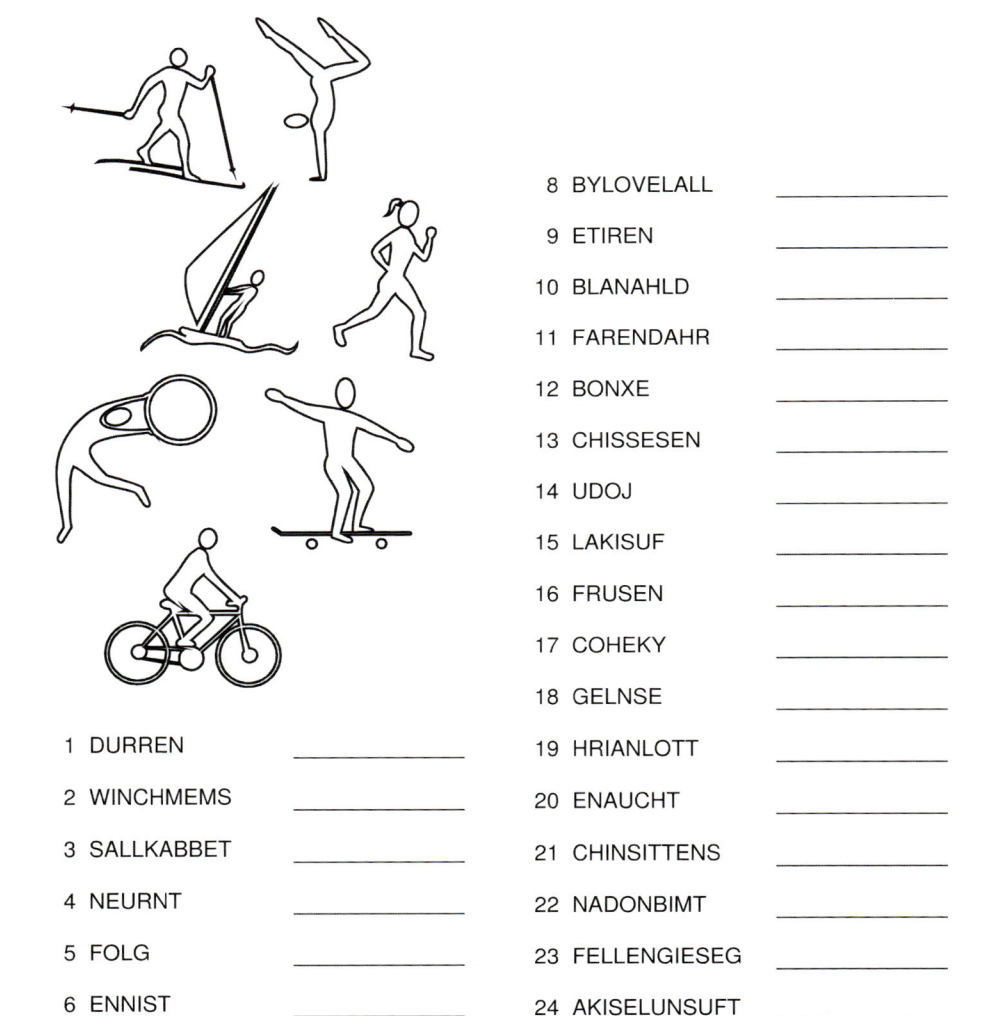

2 WINCHMEMS _____

3 SALLKABBET _____

4 NEURNT _____

5 FOLG _____

6 ENNIST _____

7 CHEFTNE _____

8 BYLOVELALL _____

9 ETIREN _____

10 BLANAHLD _____

11 FARENDAHR _____

12 BONXE _____

13 CHISSESEN _____

14 UDOJ _____

15 LAKISUF _____

16 FRUSEN _____

17 COHEKY _____

18 GELNSE _____

19 HRIANLOTT _____

20 ENAUCHT _____

21 CHINSITTENS _____

22 NADONBIMT _____

23 FELLENGIESEG _____

24 AKISELUNSUFT _____

25 LETHATTECIHILK _____

Schreibfehler

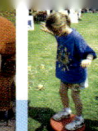

Im folgenden Text von Eugen Roth sind viele Schreibfehler enthalten. Versuchen Sie trotzdem, ihn zu lesen! Ersetzen Sie dabei jedes Symbol durch einen Buchstaben.

Die Hunde

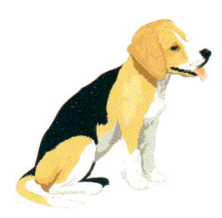

Von Wolf und Fuchs, nicht ohne
Grund,
Kommt man gewöhnlich auf den
Hund.
Auch vom Schakal solln welche
stammen,
Was wieder andre streng ver-
dammen.
Doch wars beim Urhund schon,
wie später:
Nicht immer konnt man seine
Väter.
Der Hund, so wie er heute ist,
Ist ein Geschöpf der Menschenlist.
Er wurde immer neu gekreuzt,
Das Ohr gestutzt, der Schwanz
geschneuzt.
Die Schwierigkeit, die wir
geschildert,
Erhöht sich, weil der Hund
verwildert
Und mit der Steppe dreistem
Sendling

Nur ein wieder Blendling zeugt um
Blendling.
Wohltätig ist der Kreuzung
Macht,
Wenn sie den Mensch bezähmt,
bewacht:
Doch wehe, wenn sie losgelassen,
Die Gassigeher, auf die Gamsen,
Wo jeder freche fremde Köter
Herzu drängt sich als Schwerenöter.
Gelingt die unverhoffte Flucht mal,
Dann ist's vorbei mit der
Zuchtwahl!
Es kommt zu Spitz-
dachspudelpinschen
Und solchem Zeug, das wir nicht
wünschen.
Bekaernt als Promena-
denmischung. -
Der Mensch missgönnt die
Herzerfrischung
Dem Hund, wie umgekehrt genau
Den Liebespärchen der Wauwau.
Wie schwankend, ach, verhält im
Grunde
Der Mensch sich selber gegen
Hunde.
Eugen Roth

aus: Eugen Roths Kleines Tierleben

„Schachbrett"-Muster

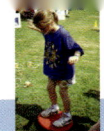

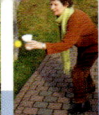

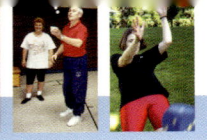

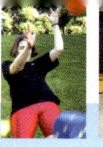

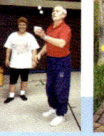

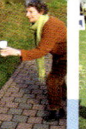

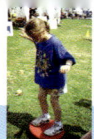

Passende Silbenzahl

Hier geht's um Wörter mit passender Silbenzahl. Zu jedem Thema ist ein Wort mit einer Silbe zu finden, eines mit zwei, drei ... bis zu fünf Silben. Füllen Sie die Linien mit beliebigen Wörtern passender Silbenzahl – das Thema steht jeweils darüber!

Beispiel: Fahrrad

1 Silbe	2 Silben	3 Silben	4 Silben	5 Silben
Schlauch	Sat-tel	Dy-na-mo	Si-cher-heits-schloss	Ge-päck-hal-te-gurt

Regenwetter
_____ _____ _____ _____ _____

Kirche
_____ _____ _____ _____ _____

Juwelier
_____ _____ _____ _____ _____

Fußball
_____ _____ _____ _____ _____

Bauernhof
_____ _____ _____ _____ _____

Wäschewaschen
_____ _____ _____ _____ _____

Politik
_____ _____ _____ _____ _____

Kinderspielzeug
_____ _____ _____ _____ _____

Insekten
_____ _____ _____ _____ _____

Fernsehen
_____ _____ _____ _____ _____

BRAINFITNESS

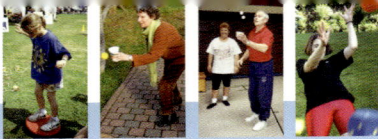

Spielfelder

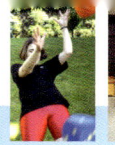

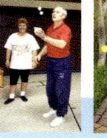

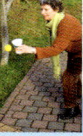

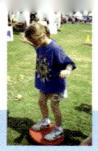

Literatur und Adressen

1   Literatur

Baumann, Hartmut & Leye, Monika. (Hrsg.) (1995). *Das SIMA-Projekt: Psychomotorisches Training*. Hofgrefe Verlag, Kempten.

Deutscher Olympischer Sportbund. (Hrsg.) (2007). Das besondere Thema: Gehirntraining. Sport hält auch die grauen Zellen fit. In Broschüre: *Bewegungsangebote 70 plus*. Frankfurt am Main.

Fischer, Bernd & Lehrl, Siegfried (1990). *Selber denken macht fit*. Vless Verlag, Ebersberg.

Fischer, Bernd & Dickreiter, Bernhard & Mosmann, Hannjette (1996). *Fit ab Fünfzig! Vitalitätskonzept*. Haslach.

Fischer, Bernd & Dickreiter, Bernhard (1994). *Geistige Fitness*. Hirt Institut, Zürich.

Hannaford, Carla (2001). *Bewegung, das Tor zum Lernen*. VAK Verlags GmbH, Kirchzarten.

Jasper, Bettina M. (2007). *Farbenfroh aktivieren. Mit Rot, Gelb, Blau das Gedächtnis trainieren, die Bewegung fördern*. Vincentz Network, Hannover.

Jasper, Bettina M. (2007). Das besondere Thema: Gehirntraining. Sport hält auch die grauen Zellen fit. In: Deutscher Olympischer Sportbund (Hrsg.), *Bewegungsangebote 70 plus*, Frankfurt am Main.

Jasper, Bettina M. (2004). *Das Vielspiel. Geistige Fitness durch Sortieren, Kombinieren, Assoziieren und Fantasieren*. Vincentz Network, Hannover.

Jasper, Bettina M. (2002). *Koordination & Gehirnjogging*, Meyer & Meyer Verlag, Aachen.

Jasper, Bettina M. (2002). *Buchstabensalat und Bierdeckel-Lauf. 51 unterhaltsame Gruppenspiele für mehr körperliche und geistige Fitness*, Vless Verlag, Ebersberg.

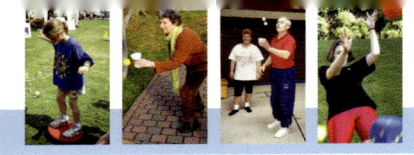

Jasper, Bettina M. (1995). *Spiel und Gespräch*. Reihe: Aktives Alter – Gekonnt betreuen und aktivieren, Vincentz Verlag, Hannover.

Jasper, Bettina M. (1993). *Bewegung fördern*. Reihe: Aktives Alter – Gekonnt betreuen und aktivieren, Vincentz Verlag, Hannover.

Jasper, Bettina M. (1993). Fit im Kopf. Gehirn-Jogging als mentales Aktivierungstraining, In: Deutscher Turner-Bund. *Gesundheitssport für Ältere*, Frankfurt.

Katz, Lawrence C. Rubin, Manning(2001). *Neurobics. Fit im Kopf,* Goldmann Verlag, München.

Lehrl, Siegfried, Fischer, Bernd & Lehrl, Maria (1990). Reihe Gehirntraining: *GeJo-Leitfaden. Ein Überblick über Gehirn-Jogging - Grundlagen und Anwendungen*, Vless Verlag, Ebersberg.

Lehrl, Siegfried, Fischer, Bernd, Koch, Gerhard & Loddenkemper, Hermann (1992). *Gehirn-Jogging. Geist und Gedächtnis erfolgreich trainieren,* Mediteg Verlag, Wehrheim.

Oswald, Wolf D. & Rödel, Gisela (1995). *Das SIMA-Projekt: Gedächtnistraining*, Hofgrefe Verlag, Kempten.

Stengel, Franziska (1993). *Gedächtnis spielend trainieren. 33 Spielarten mit 333 Spielen,* Memo Verlag Hedwig Ladner, Stuttgart.

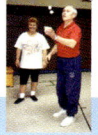

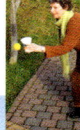

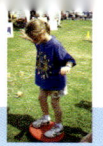

2   Adressen

Deutscher Turner-Bund
Otto-Fleck-Schneise 8
60528 Frankfurt/Main
Tel. +49 (0)69/678 01 - 0
Fax +49 (0)69/678 01 - 179
hotline@dtb-online.de
www.dtb-online.de

DTB-Akademie
Otto-Fleck-Schneise 8
60528 Frankfurt/Main
Tel. +49 (0)69/678 01-134/189
Fax +49 (0)69/678 01-179
DTB-Akademie@dtb-online.de
www.dtb-akademie.de

Deutscher Olympischer Sportbund
Otto-Fleck-Schneise 12
60528 Frankfurt am Main
Tel. +49 (0)69/670 00
Fax +49 (0)69/67 49 06
office(@)dosb.de
www.dosb.de
www.richtigfitab50.de/rf50/gehirnsport

Denk-Werkstatt®
Bettina M. Jasper
Auf der Golz 2
77887 Sasbachwalden
Tel. 07841/2 81 09
Bettina.Jasper@denk-werkstatt.com
www.denk-werkstatt.com

BRAINFITNESS

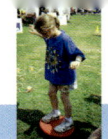

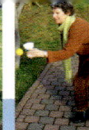

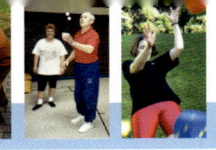

WissIOMed
Eichenbachstr. 15
77716 Haslach i.K.
Tel. +49 (0)7832/58 28
oder +49 (0)7835/54 80 70
Fax +49 (0)7832/48 04
oder +49 (0)7835/54 80 72
wissiomed@t-online.de
www.wissiomed.de

Gesellschaft für Gehirntraining e. V.
Postfach 1420
85555 Ebersberg
Tel.: 08092/86 49 30
Fax: 08092/86 49 50
info@gfg-online.de
www.gfg-online.de

GfG TrainerKolleg GmbH
Valentingasse 9
85560 Ebersberg
Tel. +49 (0)8092/86 49 40
Fax +49 (0)8092/86 49 50
info@gfg-trainerkolleg.de
www.gfg-trainerkolleg.de

Bundesverband Gedächtnistraining e.V.
Bahnhofstraße 12
65510 Idstein
Tel. +49 (0)6126/95 94-03
info@bvgt.de
www.bvgt.de

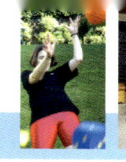

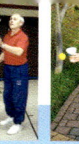

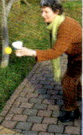

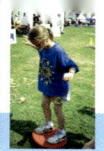

DTB-Akademie, Otto-Fleck-Schneise 8,
60528 Frankfurt, T (0 69) 67 80 11 34

Mitglieds- und Landesturnverbände

Badischer Turner-Bund
Geschäftsführer: Reinhard Stark
 Geschäftsstelle: Am Fächerbad 5
76131 Karlsruhe, T 0721/18150
Fax 0721/26176
E-Mail: zentrale@Badischer-Turner-Bund.de
Internet: www.Badischer-Turner-Bund.de

Bayerischer Turnverband
Geschäftsführer: Norbert Höflacher
E-Mail: hoeflacher@turnverband-bayern.de
Geschäftsstelle: Georg-Brauchle-Ring 93
80992 München, T 089/15702-314
Fax 089/15702-317
E-Mail: mail@turnverband-bayern.de

Berliner Turnerbund
Geschäftsführer: Jens-Uwe Kunze
Geschäftsstelle: Vorarlberger Damm 39
12157 Berlin, T 030/7879450
Fax 030/ 78794520
E-Mail: info@berlinerturnerbund.de

Märkischer Turner-Bund Brandenburg
Verband für Turnen, Freizeit-, Gesundheits- und Spitzensport im Land Brandenburg
Geschäftsführer: Rolf Lorenz
Geschäftsstelle: Am Luftschiffhafen 2, Haus 31
14471 Potsdam
T 0331/901177
Fax 0331/901178

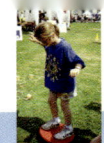

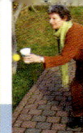

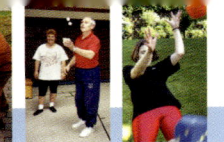

Bremer Turnverband
Geschäftsführerin: Ines Henkel
Geschäftsstelle: Violenstr. 27
28195 Bremen
T 0421/326592
Fax 0421/325403
E-Mail: stadtturner@t-online.de

Verband für Turnen und Freizeit Hamburg
Geschäftsführer: Bernd Lange-Beck
Geschäftsstelle: Haus des Sports
Schäferkampsallee 1
20357 Hamburg
T 040/41908-237
Fax 040/ 41908-202
E-Mail: vtf-hamburg@t-online.de

Hessischer Turnverband
Geschäftsführer: Ulrich Schulze Forsthövel
Geschäftsstelle: Huizener Str. 22-24
Postfach 15 68
61105 Bad Vilbel
T 06101/5461-0
Fax 06101/546120
E-Mail: buero@htv-online.de

Landesturnverband Mecklenburg-Vorpommern
Geschäftsführer: Hans- Jürgen Madaus
Geschäftsstelle: Tschaikowskistraße 42
18069 Rostock
T u. Fax 0381/4007755

Turnverband Mittelrhein
Geschäftsführer: Stefan Lenz
Geschäftsstelle: Haus des Sports
Rheinau 10
56075 Koblenz
T 0261/135150
Fax 0261/135159
E-Mail: geschaeftsstelle@tvm.org
Internet: www.TVM.org

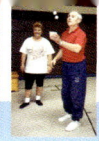

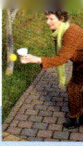

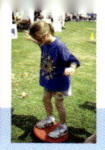

LITERATUR UND ADRESSEN

Niedersächsischer Turner-Bund
Geschäftsführer: Heinz-Hermann Gerlach
E-Mail: Heinz-Hermann.Gerlach@NTB-Infoline.de
Geschäftsstelle: Postfach 44 09
30044 Hannover
Maschstr. 18
30169 Hannover
T 0511/98097-0
Fax 0511/98097-12
E-Mail: Info@NTB-Infoline.de
Internet: www.ntb-infoline.de

Pfälzer Turnerbund
Geschäftsführer: Gunter Lenz
Geschäftsstelle: Turnerweg 60
76855 Annweiler am Trifels
T 0631/3403470
Fax 0631/ 3403471
Mobil 0172/6841270
E-Mail: Pfaelzer_turnerbund@t-online.de
Internet: www.pfaelzer-turnerbund.de

Rheinhessischer Turnerbund
Geschäftsführerin: Birgitt Nebrich
Geschäftsstelle: Jahnstr. 4
55124 Mainz
T 06131/94170
Fax 06131/ 941717
E-Mail: geschaeftsstelle.rhtb@t-online.de
Internet: http:// RhTB-Mainz.bei.t-online.de

Rheinischer Turnerbund
Geschäftsführer: Wolfgang Gorzalka
Geschäftsstelle: Paffrather Str. 133
51465 Bergisch Gladbach
Postfach 20 07 45
51437 Bergisch Gladbach
T 02202/2003-0
Fax 02202/ 2003-90
E-Mail: rtb@rtb-internet.de
nternet: www.rtb-internet.de

Saarländischer Turnerbund
Geschäftsführer: Karsten Kreis
Geschäftsstelle: Hermann-Neuberger-Sportschule 1
Gebäude 54
66123 Saarbrücken
T 0681/3879-226
Fax 0681/3879-230
E-Mail: saarl.turnerbund@t-online.de
Internet: www.saarl-turnerbund.de

Landesturnverband Sachsen-Anhalt
Geschäftsführerin: Bianka Hüller
Geschäftsstelle: Manfred-Stern-Str. 7
06128 Halle
T 0345/ 1200216
Fax 0345/1200217
E-Mail: ltv-sa@freenet.de

Sächsischer Turn-Verband
Geschäftsführer: Ulrich Neubauer
Geschäftsstelle: Goyastraße 2 d
04105 Leipzig
E-Mail: postmaster@saechsischer-turnverband.de

Schleswig-Holsteinischer Turnverband
Landesgeschäftsführer: Dr. Ulf Heinrich
Geschäftsstelle: Lessingstr. 5
24610 Trappenkamp
T 04323/ 8022-0
Fax 04323/802255

Schwäbischer Turner-Bund
Geschäftsführer: Robert Baur
Geschäftsstelle: Fritz-Walter-Weg 19
Postfach 50 10 29
70340 Stuttgart
T 0711/57556-0
Fax 0711/57556-76
E-Mail: info@STB Nr1.de
Internet: www.STB-NR1.de

Thüringer Turn-Verband

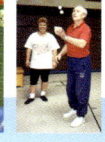

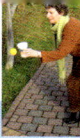

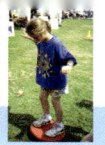

Geschäftsführer: Karl-Heinz Preidel
Geschäftsstelle: Schützenstr. 4
99096 Erfurt
T 0361/3455605/06
Fax 0361/ 3455641
E-Mail: thueringerturnverband@t-online.de
Internet: www.thueringerturnverband.de

Westfälischer Turnerbund

Geschäftsführer: Georg Kirse
Geschäftsstelle: Zum Schloss Oberwerries
59073 Hamm, T 02388/30000-0
Fax 02388/ 30000-99
E-Mail: wtb-1@t-online.de
Internet: wtb.de

Akademischer Turnbund

Geschäftsführerin: Utta Hellwig-Wolter
Geschäftsstelle: Normannenstraße 3
14129 Berlin
T 030/80584855
Fax 030/ 80584856, eMail: ATB-GS@t-online.de

Bayerischer Turnspiel-Verband

Geschäftsstelle: Postfach 500120
80971 München
T 089/15702-374
Fax 089/1574641

Wo Sport

Wo Sport Spaß macht
Ulla Häfelinger
**Gymnastik für
den Beckenboden**

Wer kennt schon seinen Beckenboden? Es ist auch schwer, Muskeln zu spüren und zu trainieren, die im Innern des Körpers verborgen sind. Meist rücken diese Muskeln erst mit dem Auftreten von Blasenschwäche in Form einer Harninkontinenz in den Vordergrund. Mit diesem Buch sollen nicht nur Übungsleiter angesprochen werden, sondern es gibt auch wertvolle Hilfestellungen für den Betroffenen selbst.

4., überarb. Auflage
120 Seiten in Farbe
128 Fotos, 21 Abb.
Broschur, 16,5 x 24 cm
ISBN 978-3-89899-290-9
€ [D] 16,95 / SFr 29,00 *

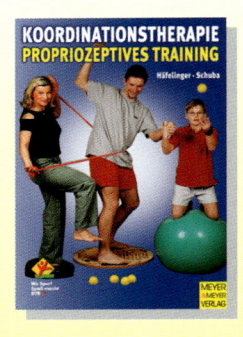

Wo Sport Spaß macht
Ulla Häfelinger & Violetta Schuba
Koordinationstherapie
Propriozeptives Training

Dieser praxisnahe Ratgeber enthält Hintergrundinformationen zur Koordination sowie zu Zielen und Einsatzmöglichkeiten des propriozeptiven Trainings. Praxisbezogene Trainingseinheiten zur Schulung der koordinativen Fähigkeiten ermöglichen die leichte Umsetzung der Übungen.

3. überarbeitete Auflage
160 Seiten, in Farbe
155 Fotos, 13 Abb., 14 Tab.
Paperback mit Fadenheftung
14,8 x 21 cm
ISBN 978-3-89899-251-0
€ [D] 16,95 / SFr 29,00 *

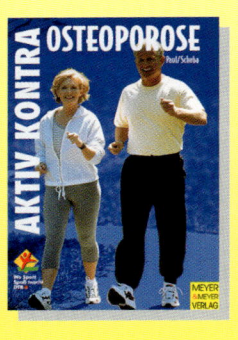

Wo Sport Spaß macht
Gudrun Paul & Violetta Schuba
Aktiv kontra Osteoporose

Vorbeugen ist bei Osteoporose wichtig und nach neuesten Erkenntnissen auch in einem bestimmten Maße sehr gut möglich. Das Buch bietet zum Verständnis der Osteoporoseprävention neben leicht verständlichen Hintergrundinformationen zum Knochenaufbau, zur Osteoporoseentstehung und zur Ernährung ein umfangreiches Muskeltrainingsprogramm an.

2., überarb. Auflage
128 Seiten
zweifarbig
112 Fotos, 15 Abb.
Broschur, 14,8 x 21 cm
ISBN 978-3-89124-816-4
€ [D] 14,90 / SFr 25,80 *

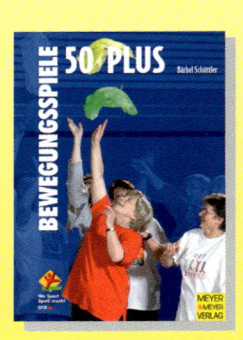

Wo Sport Spaß macht
Bärbel Schöttler
Bewegungsspiele 50 PLUS

Die Zielgruppe „50 PLUS" ist so heterogen wie kaum eine andere Altersgruppe und kann grob in vier Gruppen unterteilt werden: die leistungsstarken und leistungshungrigen Älteren; Fitgebliebene, die freizeit- und breitensportliche Schwerpunkte setzen; Neu- und Wiederbeginner des Sports im Alter; Hochbetagte und Behinderte, für die Spiele nur noch im Sitzen möglich sind. Das Buch bietet für diese vier Altersgruppen detaillierte Spielvorschläge.

3. Auflage, in Farbe
160 Seiten, 44 Fotos, 29 Abb.
Paperback mit Fadenheftung
14,8 x 21 cm
ISBN 978-3-89899-153-7
€ [D] 16,95 / SFr 29,00 *

* Preise in SFr unverbindliche Preisempfehlung

www.dersport

MEYER & MEYER VERLAG

- online
  www.dersportverlag.de
- per E-Mail
  vertrieb@m-m-sports.com
- per Telefon / Fax
  02 41 - 9 58 10 - 13
  02 41 - 9 58 10 - 10
- per Post
  MEYER & MEYER Verlag
  Von-Coels-Str. 390, D-52080 Aachen

Spaß macht

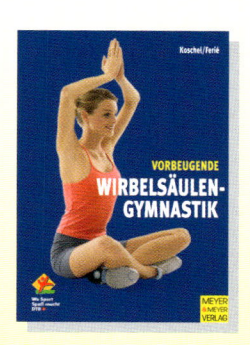

Wo Sport Spaß macht
Dieter Koschel & Corinne Ferié
Vorbeugende Wirbelsäulengymnastik

In diesem Buch werden grundlegende Aussagen zur Praxisvielfalt der vorbeugenden Wirbelsäulengymnastik behandelt. Die einzelnen Stundenelemente wie Erwärmung, Rückenschule/Koordinationstraining, Funktionsgymnastik, Bewegungsspiele und Entspannung werden dargestellt. Ein 10-Stunden-Konzept gibt Orientierungshilfen für ein Kursprogramm.

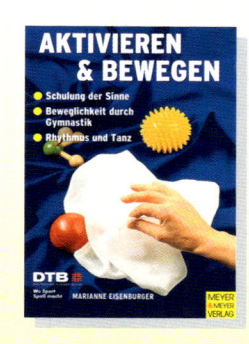

3., überarbeitete Auflage
136 Seiten, in Farbe
60 Fotos, 11 Abb.
Paperback mit Fadenheftung
14,8 x 21 cm
ISBN 978-3-89899-115-5
€ [D] 14,95 / SFr 25,90 *

Wo Sport Spaß macht
Marianne Eisenburger
Aktivieren und Bewegen
von älteren Menschen

All denjenigen, die alte Menschen pflegen oder betreuen, ist dieses Buch gewidmet. Es zeigt auf, dass eine ganzheitliche Aktivierung und psychosoziale Betreuung hochbetagter und pflegebedürftiger Menschen abwechslungsreiche, anregende und heitere Förderstunden beinhaltet und liefert eine Fülle von Anregungen für die Gestaltung von Gruppenstunden.

4., überarb. Auflage
136 Seiten, in Farbe,
34 Fotos
Paperback mit Fadenheftung
16,5 x 24 cm
ISBN 978-3-89899-415-6
€ [D] 16,95 / SFr 29,00 *

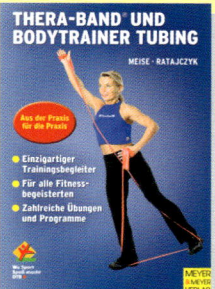

Wo Sport Spaß macht
Horst Meise & Gesine Ratajczyk
Thera-Band© und Bodytrainer Tubing
Aus der Praxis für die Praxis

Das Buch ist ein kompletter Leitfaden über die Handhabung und das Training mit dem Thera-Band® Übungsband. Es richtet sich an alle fitnessbegeisterten Laien, Übungsleiter und Trainer. Zunächst werden Wicklungen, Fixierungen und Eigenschaften des Übungsbandes detailliert in Text und Bild erklärt. Im Praxisteil wird die Einsatzvielfalt des Bandes durch zahlreiche Einzelübungen und Programme dargestellt.

2. Auflage
152 Seiten, in Farbe
224 Fotos, 11 Abb., 8 Tab.
Paperback mit Fadenheftung,
16,5 x 24 cm,
ISBN 978-3-89899- 372-2
€ [D] 16,95 / SFr 29,00 *

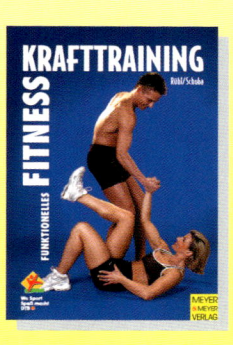

Wo Sport Spaß macht
Jörn Rühl & Violetta Schuba
Funktionelles Fitnesskrafttraining

Grundlagen und Zusammenhänge des gezielten Krafttrainings für eine optimale Fitness werden hier mit den Methoden des funktionellen Fitnesskrafttrainings praxisorientiert beschrieben. Der Leser erhält einen verständlichen Einblick in die Anatomie und die Physiologie des Menschen und kann mithilfe vieler anschaulicher Übungen einen guten Einstieg in diese Sportart finden.

168 Seiten
zweifarbig, 180 Fotos
60 Abb., 3 Tab.
Paperback mit Fadenheftung
14,8 x 21 cm
ISBN 978-3-89124-938-3
€ [D] 16,90 / SFr 29,00 *

verlag.de

* Preise in SFr unverbindliche Preisempfehlung

■ online
www.dersportverlag.de

■ per E-Mail
vertrieb@m-m-sports.com

■ per Telefon / Fax
02 41 - 9 58 10 - 13
02 41 - 9 58 10 - 10

■ per Post
MEYER & MEYER Verlag
Von-Coels-Str. 390, D-52080 Aachen

MEYER & MEYER VERLAG

Bildnachweis:

Coverfoto: imago sportfotodienst GmbH, Bettina M. Jasper
Covergestaltung: Andrea Eisen
Bilder Innenteil: Bettina M. Jasper
Grafiken: Siehe Bildlegende im Text
S. 37 Erstellt von B. M. Jasper mit Cliparts aus Corel Draw